L'auteur

Diplômé de médecine générale, le docteur Si Sabatino est ancien interne des hôpitaux de l'université d'Aix-Marseille.

Parallèlement à ses diplômes de botanique générale, d'hydrologie et de climatologie médicales obtenus à la faculté de médecine de Nancy, il a été initié à la philosophie taoïste par le professeur Jacques-André Lavier.

Membre de la société médicale d'Acupuncture chinoise, il est licencié en acupuncture traditionnelle chinoise (diplôme international d'acupuncture de Namur).

Il fut homéopathe et acupuncteur à Herserange (Meurthe-et-Moselle) où il pratiqua quotidiennement la chromatothérapie.

Actuellement, il vit une retraite paisible à Antibes.

GUÉRIR
PAR LA MÉDECINE CHINOISE

Collection L'Âge d'Être
dirigée par Laurence E. Fritsch

Titres de la collection disponibles

L'APRÈS-MORT
Georges Barbarin

VOYAGE VERS LE MAÎTRE DE LA PUISSANCE
Ibn' Arabi

LA ROUE DE LA MÉDECINE
Sun et Wabum Bear

VAINCRE LA CODÉPENDANCE
Melody Beattie

SOYEZ ZEN
Charlotte Joko Beck

POUR COMPRENDRE LE BOUDDHISME
Samuel Bersholz et Sherab Chödzin Kohn

GUIDE DES TECHNIQUES DU MIEUX-ÊTRE
GUIDE DES MÉDECINES DIFFÉRENTES
Marie Borrel/Ronald Mary

LA VIE EST ÉNERGIE
Simonne Brousse

LE TAO DE LA VOIX
Stephen Chun Tao Cheng

LE SECRET DE LA FLEUR D'OR
LES PENSÉES DE CONFUCIUS
Thomas Cleary

LE BOUDDHISME ET LA SPIRITUALITÉ ORIENTALE
Pierre Crépon

LA MÉMOIRE DES VIES ANTÉRIEURES
Denise Desjardins

LA MORT ACCOMPAGNÉE
Garance Denaux

CES COULEURS QUI NOUS GUÉRISSENT
Roland Di Sabatino

NOUS SOMMES TOUS IMMORTELS
DES VIES ANTÉRIEURES AUX VIES FUTURES
Patrick Drouot

PRATIQUE DE L'EXPÉRIENCE SPIRITUELLE
Karlfried Graf Durckheim

L'ÂME INDIENNE
Charles Eastman (Ohisheya)

LE TAO DE L'HABITAT
Gérard Edde

TROUVER SON PROPRE CHEMIN
Isabelle Filliozat

CHAMANE, GUÉRISSEUR DE L'ÂME
John A. Grim

À L'ADRESSE DE CEUX QUI CHERCHENT
Alain Guillo

LA VOIE SPIRITUELLE DU CHAMANE
Michael Harner

COMMENT COMPRENDRE SON HOROSCOPE
Germaine Holley

LA RÉINCARNATION EST-ELLE POSSIBLE ?
Robert Kastenbaum

TRANSFORMEZ VOS DÉSIRS EN RÉALITÉ
Richard Khaitzine

LA MORT EST UN NOUVEAU SOLEIL
LA MORT, DERNIÈRE ÉTAPE DE LA CROISSANCE
Elisabeth Kübler-Ross

DO IN, LA VOIE DE L'ÉNERGIE
Anne-Béatrice Leygues

TROUVEZ VOTRE PARTENAIRE GRÂCE À LA NUMÉROLOGIE
Philippe de Louvigny

VOYAGE AU BOUT DE LA VIE
Bernard Martino

TU TE LIBÉRERAS DE TES CHAÎNES
Gérard G. May

MAÎTRISEZ VOTRE DESTIN
Philippe Morando

PAROLES DES SAGES D'AMÉRIQUE DU NORD
Kent Nerburn et Louise Mengelhoch

VIVRE LA VOYANCE
Rosana Nichols

LA VIE APRÈS LA MORT
Nils O'Jacobson

CE QU'ILS ONT VU AU SEUIL DE LA MORT
Karlis Osis et Erlendur Haraldsson

LA REBIRTH-THÉRAPIE
Jacques de Panafieu

COMMENT SORTIR DE SON CORPS ?
Bernard Raquin

DÉCODEZ VOS RÊVES
UN PRÉNOM À VIVRE
Geneviève Salvatge

BIEN VOIR POUR MIEUX VIVRE
Lisette Scholl

SAGES D'ORIENT
Idries Sham

VOS VIES ANTÉRIEURES
Elaine Stephens

LA MAGIE DES RUNES
Edred Thorsson

CES POUVOIRS QUI SONT EN VOUS
John Volkmar

YI-KING AU QUOTIDIEN
Greg Whincup

L'Âge d'Être

Docteur DI SABATINO

Guérir par la médecine chinoise

POCKET

La première édition de cet ouvrage est parue
chez Pocket sous le titre :
Ces couleurs qui nous guérissent

La présente édition a été revue
et corrigée par l'auteur.

ISBN 2-266-06930-6

INTRODUCTION

Médecin généraliste, j'ai été formé à l'enseignement classique de la Faculté avec une démarche scientifique et analytique.

Si les technologies médicales modernes et les avancées thérapeutiques ont contribué à améliorer la santé de l'homme, il n'en reste pas moins que les fléaux modernes comme le cancer, le sida, la dépression et l'exclusion sociale prennent le relais des épidémies d'antan.

À ces ravages, s'ajoutent les maladies iatrogènes de plus en plus nombreuses, difficilement évitables, induites par les effets secondaires des médicaments.

La médecine occidentale adopte une méthodologie expérimentale, empirique avec ses multiples spécialisations qui donnent à la physiologie humaine l'image d'un véritable puzzle où l'homme est analysé sous toutes ses facettes, mais n'apparaît jamais comme une entité spécifique.

Face à l'absence de lignes directrices de la médecine occidentale, j'ai eu la chance d'accéder à la connaissance de la médecine traditionnelle chinoise, qui prône la médecine de l'Homme total, régie par des lois semblables au macrocosme et au microcosme, ou plus simplement au niveau du Ciel et de la Terre : le ciel est le symbole de la qualité, de l'Esprit qui domine et crée la Matière, symbole de la quantité et de la terre.

J'ai eu le privilège d'être initié à la médecine traditionnelle chinoise par Jacques-André Lavier, éminent sinologue (1922-1987) qui m'a instruit des principes de la tradition chinoise, fil conducteur d'une autre médecine intégrée au niveau du cosmos et se prévalant d'un autre regard sur la prévention médicale.

C'est ce qu'atteste le texte du Nei-Tchaig-Sou-Won, attribué à l'Empereur Hoang-Ti (2500 avant Jésus-Christ) : « Le médecin supérieur guérit le futur malade avant l'apparition de tout symptôme ; quant au médecin inférieur, il ne traite que la maladie manifestée au stade des ravages qu'elle cause. »

C'est donc de la prévention par la médecine traditionnelle chinoise que l'on traitera dans cet ouvrage. Elle repose sur un piédestal qui est une voie, le taoïsme, propre à la philosophie chinoise avec sa composante principale : la théorie des cinq éléments (Bois, Feu, Terre, Métal et Eau).

Elle doit répondre à la question : « Quelle est notre identité physique et psychique à la naissance ? » C'est pourquoi il faut faire le thème uranologique ou astrologique chinois.

Elle s'inspire de la détermination de certains biorythmes dont l'un d'entre eux est le fruit d'une recherche personnelle, la morbidité préanniversaire, afin d'adopter une prévention dans le mois qui précède l'anniversaire.

Elle attache une importance primordiale à la diététique des saisons, car se nourrir conformément à la saison est un gage de bonne santé. Elle aborde enfin une thérapeutique d'avenir : l'utilisation préventive des rayonnements colorés, encore appelée chromothérapie.

En effet, couleurs, saisons, moments de la journée, éléments, organes et saveurs sont liés dans la médecine chinoise par des relations de correspondance, d'analogie.

Nous allons les découvrir ensemble pour mieux connaître notre corps qui est réglé par la grande horlogerie de l'univers.

Ce voyage au pays de l'énergétique chinoise nous apprendra à mieux soigner l'Homme qui est un maillon entre Ciel et Terre — entre essence et substance.

Sommaire

la diététique des saisons

La prévention par la nourriture céleste : la chromatothérapie

Afin que son Esprit puisse se perpétuer,
Je dédie ce livre
à mon épouse,
à mes enfants Christophe et Benoît
à Monsieur Michel Benard,
Maître en Arts Martiaux
et à Monsieur Gaston Schwinn,
journaliste, auteur de
nombreux ouvrages d'astrologie.

Mode d'emploi

Ce livre est fondé sur la médecine traditionnelle chinoise et les principes du taoïsme.
Il comporte de nombreuses indications pratiques et thérapeutiques pour la vie quotidienne.

- Si vous souhaitez savoir d'emblée comment vous nourrir selon les saisons, reportez-vous au chapitre :
« Diététique et thérapeutique des saisons »
- Si vous souhaitez connaître d'emblée votre couleur et vous soigner selon votre couleur, reportez-vous aux chapitres « ces couleurs qui vous guérissent » et « Quelle est votre couleur ? »

La lumière, c'est la vie

Médecin généraliste, j'ai été formé à l'enseignement classique de la Faculté avec une démarche scientifique et analytique.

Au malade, avide de réponses à ses problèmes de santé physique ou psychique, il m'était souvent difficile de répondre ou je ne le faisais qu'évasivement : « Monsieur, c'est un virus ou c'est nerveux. » Lorsque j'étais appelé en urgence pour un choc allergique, consécutif à l'effet secondaire d'un médicament, j'utilisais une thérapeutique lourde comme la corticothérapie et, par la suite, le patient présentait des troubles induits par les différents traitements institués, faisant apparaître de nouvelles maladies dites iatrogènes. Lorsqu'un malade cancéreux était soigné par chimiothérapie, j'étais souvent surpris des réactions au traitement : vomissements, diarrhées, chute de cheveux, etc. ; son état général déclinait. Je me posais la question : l'aggravation constatée est-elle due à la maladie ou aux effets secondaires du traitement ? Je considérais naïvement que les vomissements étaient la manifestation d'un rejet au même titre qu'un chien, guidé par son instinct, sait discerner les aliments bénéfiques de ceux qui ne le sont pas.

Dans la pratique quotidienne, combien d'infections récidivantes sont traitées exagérément par les antibiotiques alors qu'il serait plus judicieux de modifier le terrain et ainsi d'entraver par la famine toute prolifération microbienne.

De même, il faut rechercher la cause d'accidents musculaires ou tendineux à répétition, plutôt dans les erreurs de diététique que dans les résultats d'un électromyogramme : les gros consommateurs de sucre sont légion à avoir des problèmes de cet ordre.

Au fil des années d'exercice, je m'étais aperçu que certaines affections revenaient d'une manière périodique : ulcère d'estomac, allergies, épidémie de grippe, etc. et je cherchais vainement une explication scientifique à ces phénomènes.

Il y a une dizaine d'années, j'ai eu le privilège d'être initié à la Médecine Traditionnelle Chinoise par le Professeur Jacques-André Lavier, éminent sinologue (1922-1987), dont l'enseignement contribuait à une autre vision de la Médecine, régie par des lois semblables au Macrocosme et au Microcosme, ou plus simplement au niveau du Ciel et de la Terre.

Face à la médecine occidentale, pragmatique, technicienne dont on ne peut nier la valeur et les résultats thérapeutiques considérables, la médecine traditionnelle chinoise procède différemment par une connaissance globale de l'homme soumis aux influences cosmiques et par une stratégie de prévention. C'est ce qu'atteste le texte du *Nei-Tching-*

Sou-Wen (la « Bible Chinoise ») attribuée à l'Empereur Hoang-Ti 2 500 ans avant Jésus-Christ : « Le médecin supérieur guérit le futur malade avant l'apparition de tout symptôme ; quant au médecin inférieur, il ne traite que la maladie manifestée au stade des ravages qu'elle cause. »

C'est donc la prévention par la médecine traditionnelle chinoise que l'on traitera dans cet ouvrage. Elle repose sur un piédestal qui est une voie, le *taoïsme*, propre à la philosophie chinoise avec sa composante principale ; la théorie des cinq éléments : Bois, Feu, Terre, Métal, Eau.

Elle doit répondre à la question : quelle est notre identité physique et psychique à la naissance ? C'est pourquoi il faut monter le *thème uranologique ou astrologique chinois*.

Elle s'inspire de la connaissance de certains biorythmes dont l'un d'entre eux est le fruit d'une recherche personnelle, *la morbidité préanniversaire*, afin d'adopter une prévention dans le mois qui précède l'anniversaire.

Elle attache une importance primordiale à la *diététique des saisons* car se nourrir conformément à la saison est un gage de bonne santé.

Elle aborde enfin une thérapeutique d'avenir : l'utilisation préventive des rayonnements colorés encore appelée *chromatothérapie*.

En effet, couleurs, saisons, moments de la journée, éléments, organes et saveurs sont liés dans la médecine chinoise par des relations de correspondance, d'analogie. Nous allons les découvrir ensemble pour mieux connaître notre corps qui est réglé à la grande horlogerie de l'univers. Ce voyage au pays de l'énergétique chinoise nous apprendra l'importance capitale de la lumière, et donc de la couleur. La lumière, c'est la vie.

Le taoïsme

Les fondements de la médecine traditionnelle chinoise

> *« A l'origine était le vide suprême et insondable qui est le premier fondement des transformations.*
> *A partir de ce principe nous furent donnés la création et le cycle céleste en cinq étapes.*
> *Il est essentiel de comprendre que l'*ÉNERGIE *vient de l'Esprit, qui d'une manière absolue, commande son principe : Toute énergie est totalement soumise à l'Esprit. »*
> *(Texte du* Nei-Tching-Sou-Wen *attribué à l'Empereur Hoang-Ti, 2 500 ans avant Jésus-Christ).*

A quelles lois répond l'énergie cosmique ?

La médecine traditionnelle chinoise est fondée sur la doctrine taoïste. Contrairement à la science qui repose sur des bases expérimentales, le taoïsme exprime une connaissance, révélation d'une doctrine préexistante, transmissible au long des générations. Prônée 2 500 ans avant Jésus-Christ par le philosophe chinois Lao Tseu, elle est fondée sur l'image de la pyramide, pyramide des nombres (voir schéma 1, p. 22), constituée de haut en bas de trois mondes.

Il s'agit d'abord d'un monde protophysique, non manifesté, correspondant au ciel des nombres 1, 2, 3.

Il s'agit ensuite d'un monde physique, manifesté, correspondant au ciel des nombres 4, 5, 6. Le ciel 4 est le ciel des étoiles (Régulus, Antares, Iota du Verseau et les Pléiades). Le ciel numéro 5 est le ciel des planètes (Jupiter, Mars, Saturne, Vénus, Mercure). Le ciel numéro 6 est le ciel atmosphérique, météorologique.

Il s'agit enfin d'un monde métaphysique situé au-delà de la matière et au-delà des nombres.

La pointe de la pyramide correspondant au nombre Un, la suprême unité, considérée comme l'origine de tous les nombres, Un, sans lequel on ne peut imaginer les autres nombres.

Le Tao, la loi universelle

Le nombre Un est à l'origine de tous les vecteurs possibles et de toutes les séries de nombres possibles. Exemples : 1, 2, 3, 4, 5, etc. 10, 20, 30, 40, 50, etc. 100, 200, 300, 400, 500, etc.

Un est suivi de Deux, dualité, bipartition du nombre Un qui s'est scindé en deux parties.

Et le nombre Deux représente le Tao, qui est la division de Un en deux termes qui sont le *Yang* et le *Yin*, séparés l'un de l'autre. *Yang* d'un côté, *Yin* de l'autre.

Les termes de *Yang* et de *Yin* sont très généraux et symbolisent respectivement l'action (*Yang*) et le repos, l'inertie (*Yin*). *Yang* est en même temps l'été, le jour, la lumière, la chaleur, l'extérieur, le masculin, alors que le *Yin* est l'hiver, la nuit, l'obscurité, le froid, l'intérieur, le féminin.

Puis vient le nombre Trois qui est la rencontre de *Yang* et de *Yin*, le trait d'union entre *Yang* et *Yin*. Au niveau du nombre Deux, *Yang* et *Yin* sont opposés ; au niveau du nombre Trois, ils deviennent complémentaires. A l'opposition vient s'ajouter la complémentarité. A partir de là, on peut dire qu'il n'y a pas de *Yang* sans *Yin* ni de *Yin* sans *Yang*.

La présence du printemps et de l'automne dans le rythme saisonnier, celui du matin et du soir dans le rythme nycthéméral, tout comme celle des quartiers dans la lunaison montre que *Yin* et *Yang* se succèdent l'un à l'autre et s'engendrent réciproquement. C'est cette alternance régulière qui est appelée le Tao, la loi universelle.

L'espace-temps

A partir de Trois tout existe. Trois est la manifestation ; nous entrons là dans l'espace-temps, le monde physique, alors que les nombres Un et Deux sont non manifestés et traduisent le monde protophysique. C'est la raison pour laquelle les Egyptiens, les Mayas, les Babyloniens faisaient des pyramides sans pointe, tout comme la cathédrale de Paris n'est pas surmontée de flèche (avant Viollet le Duc!).

Après le Trois, vient le Quatre, qui est un nombre traduisant l'espace. Sur le plan de l'espace, Quatre ne représente rien ; si l'on peut représenter l'espace avec les quatre directions cardinales : le

Schéma 1

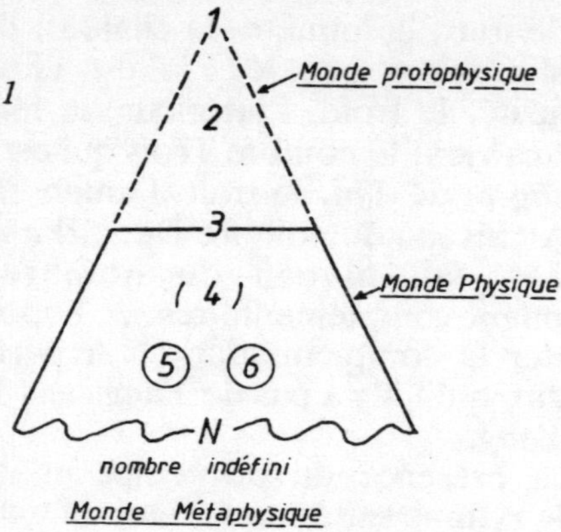

nord, le sud, l'est et l'ouest, on ne peut le faire que par rapport à une référence qui est le cinquième point situé au centre et qui est le lieu de l'observateur.

Donc Quatre donne immédiatement Cinq. C'est le Quatre avec un centre. A partir du nombre Cinq, on est en plein cœur de la *manifestation* et tous les nombres qui vont suivre deviennent indéfinis, l'infini étant la partie pointillée de la pyramide du monde protophysique et se trouve hors arithmétique.

Le monde indéfini à la limite de l'espace et du temps va donner naissance à un monde métaphysique où nous sommes au-delà de la matière. Cette limite correspond au nombre d'Avogadro (6,025 × 10 puissance 23).

Entre ciel et sol, l'homme, comme tout événement de la manifestation, s'inscrit dans l'espace-temps.

Tout part de la croix. La croix taoïste corres-

Schéma 2

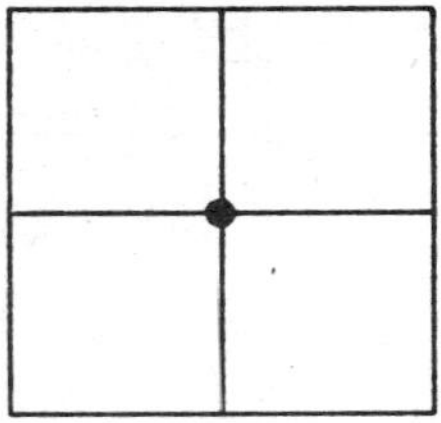

L´Espace

Schéma 3

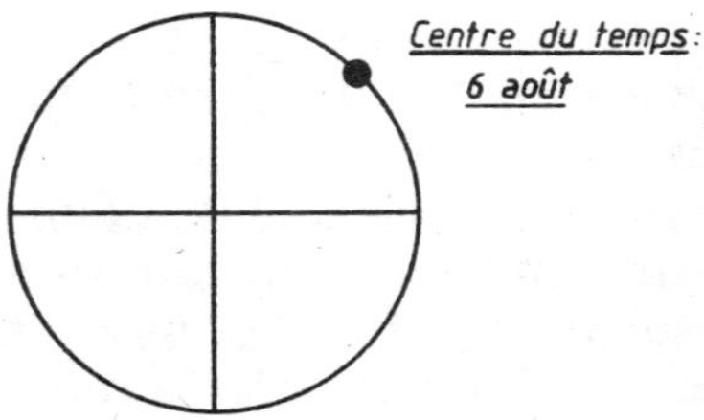

Le Temps

pond à une croix à branches égales sur laquelle on peut indifféremment installer un carré ou un cercle (schéma 4).

L'espace dans la symbolique chinoise s'exprime par le chiffre Quatre avec ses quatre directions cardinales à partir d'un centre (sans ce centre, on ne pourrait pas s'orienter). Sur cette croix, nous pouvons installer un cercle qui figure le temps.

Le temps indique les signaux astronomiques de l'année (solstice et équinoxe) ou de la journée, avec son lever, son coucher, son midi et son minuit.

Schéma 4

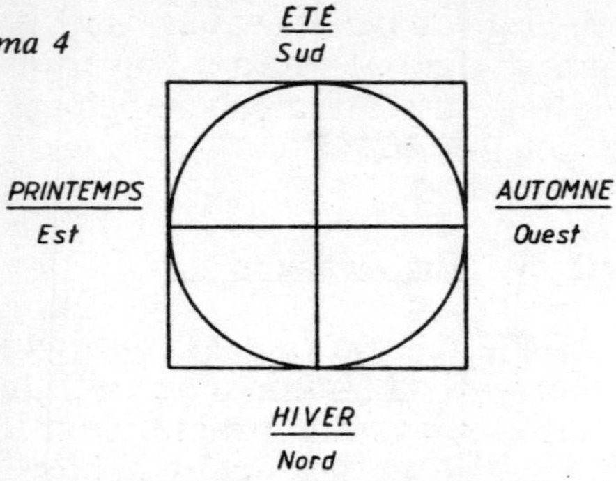

Le centre du temps, en particulier de l'année, est figuré sur le cercle à la date du 6 août (fête des petits chiens = canicule), étant entendu que le début de l'année est fixé au 4 février, qui correspond au premier jour du printemps chinois.

Le carré évoque le nombre, la mesure, la discontinuité, l'espace.

Le cercle évoque la succession, la continuité, le temps. Pour reprendre un texte du *Nei-Tching-Sou-Wen* : « Quant au temps, il ne peut pas plus se mesurer que le Ciel, car ses éléments ne coexistent pas : autant il est aisé de superposer deux objets aux fins de comparaison et de mesure, autant il est impossible de superposer, dans le même propos, des secondes, des heures, des jours ou des années (...). En réalité, le temps ne peut être que jalonné. »

Mais il y a un point commun entre le cercle et le carré, au-delà des notions de continu et discontinu. C'est la croix à branches égales : les axes de l'espace et du temps sont les mêmes (voir schéma 4). A partir de là, les analogies peuvent être exprimées. On peut faire correspondre le sud à l'été et à la chaleur ; le nord à l'hiver et au froid ; l'est au levant du soleil à gauche ; l'ouest au couchant du soleil à droite.

La théorie des cinq éléments

Le *Yi-King*, ou *Livre des transformations*, raconte l'histoire du premier empereur historique, Kia Ho, en 2400 avant notre ère, dont le premier geste a été d'envoyer, aux quatre points cardinaux, des astronomes pour faire des rituels vis-à-vis du Soleil et du Ciel. A l'Est au levant, on envoyait les astronomes saluer le soleil, au printemps, à l'équinoxe de printemps. On les envoyait au Sud en été, et à l'heure convenable, de façon à mettre en place les rituels, et ainsi de suite.

Schéma 5

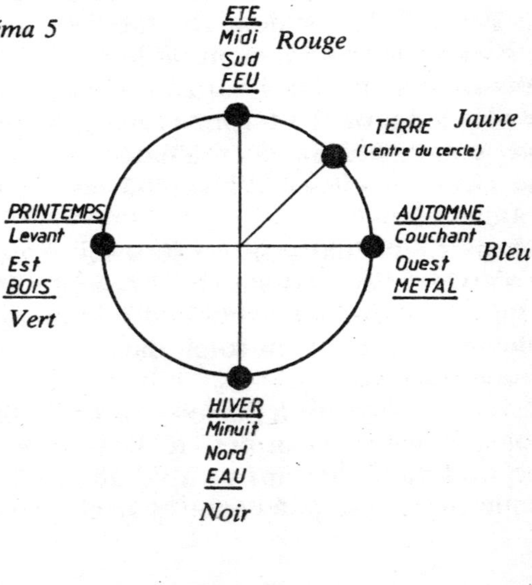

Ces rituels comme les cinq éléments sont des symboles utilisés en médecine énergétique.

La théorie des cinq éléments correspond à une symbolique (schéma 5). Elle comprend un axe horizontal. Cet axe horizontal exprime à gauche l'est, le printemps, le levant. Il correspond à l'élément Bois. A droite, l'axe sera représenté au couchant et à l'ouest, et à l'automne, par l'élément Métal.

Sur l'axe vertical, au sud, été ou midi, correspond l'élément Feu. Au nord, à l'hiver, à minuit, correspond l'élément Eau. Quant au centre, centre du carré ou centre du cercle, il correspond au cinquième élément, l'élément Terre.

Les axes des solstices et des équinoxes

L'axe vertical, axe des solstices reliant les éléments Feu et Eau, est doué de stabilité : le solstice d'été correspond au moment où le soleil a terminé sa croissance à midi sur l'horizon ; c'est le jour où il est le plus long, où il a terminé sa croissance et pas encore commencé sa décroissance. Il en est de même pour le solstice d'hiver où les signes sont inversés.

A partir du moment où le soleil en quelque sorte s'arrête, l'axe est stable. Il relie les états, un état maximum en haut et un état minimum en bas lors des mouvements du soleil dans une année ou dans une journée.

L'axe horizontal, à l'inverse, est très sensible, instable ; il relie les termes, le Bois et le Métal, correspond au Printemps et à l'Automne, saisons des équinoxes ainsi qu'à l'aube et au crépuscule. Le

Schéma 6

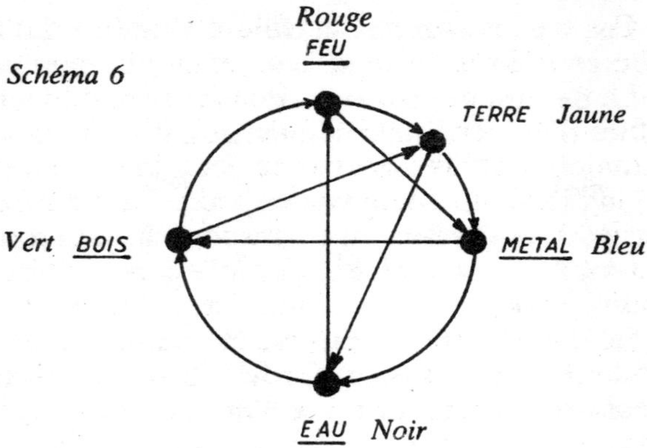

→ *La flèche indique les relations de génération*
→ *La flèche indique les relations de domination*
L'Étoile de Salomon

passage de la nuit à l'aube ou du jour au crépuscule est indécis tout comme le printemps et l'automne.

Quant à la Terre, elle participe aux deux axes. En tant que centre, qui contient aussi bien l'axe vertical que l'axe horizontal, elle est neutre.

Symbolique des éléments

Le Feu et l'Eau sont deux éléments, subtils, impalpables.

Le Feu monte vers le ciel, il est chaud, coloré, traduisant sa propriété *Yang*. Alors que l'Eau tend vers le bas, incolore et immobile, traduisant sa propriété *Yin*. Donc à l'axe vertical, solide et stable, correspondent des éléments subtils.

Inversement à l'axe horizontal, indéterminé, sensible, correspondent des éléments précis, solides, bien palpables, le Bois et le Métal. Le Bois représente un passage de Sol à Ciel : la montée du Soleil de minuit à midi, du solstice d'hiver au solstice d'été. Le Bois est matériel, vivant : il prend ses racines dans le Sol et pousse ses hanches vers le Ciel, sa sève monte du bas vers le haut. Le Bois est l'image des végétaux. Il correspond à l'anabolisme c'est-à-dire à l'assimilation et à la construction. Sa tendance est *Yang*. Quant au Métal, il représente le catabolisme, le vieillissement, la sclérose, la cristallisation des alchimistes. Or le métal est un solide cristallisé. Sa tendance est *Yin*.

Les relations entre les cinq éléments

Comment les cinq éléments s'imbriquent-ils logiquement ?

Il existe deux sortes de relations entre les cinq éléments.

- *Des relations de génération*

Le Bois engendre le Feu. Les cendres, résidus du Feu, produisent la Terre. La Terre produit le Métal.

Le Métal, en tant que cristal, se décompose en Eau. L'Eau fait pousser le Bois.

- *Des relations de domination*

L'Eau éteint le Feu. Le Feu chauffe le Métal. Le Métal coupe le Bois. Le Bois épuise la Terre. La Terre absorbe l'Eau.

Ces relations doubles évoquent et forment l'étoile de Salomon. Ces deux types de relations sont nécessaires et complémentaires. Ils traduisent les notions d'anabolisme et de catabolisme du point de vue énergétique. Chacun des éléments est en relation avec les quatre autres. Les rapports de l'homme et de son milieu induisent la correspondance entre les systèmes des cinq éléments et la structure de l'homme.

La médecine énergétique chinoise, avec ces cinq éléments, veut faire comprendre qu'elle considère l'homme, non plus comme un malade avec ses symptômes, mais comme un être dans son environnement général, à un moment donné de l'année, avec des saisons ; à un moment donné de la journée, avec des aliments, etc.

L'homme sous énergie

L'homme est soumis à des énergies extérieures qu'il subit : elles sont saisonnières et atmosphériques.

Les énergies des saisons

Dans le calendrier occidental, la date des équinoxes détermine le début du printemps et de l'automne, comme celle des solstices celui de l'été et de l'hiver. Dans l'esprit de la philosophie chinoise, les équinoxes et les solstices correspondent à la moitié de la saison.
Ainsi, le printemps correspond au Bois. Le printemps va du 4 février au 5 mai.
L'été correspond au Feu. C'est la période du 5 mai au 6 août.
L'automne correspond au Métal. C'est une période qui va du 6 août au 6 novembre.
L'hiver correspond à l'Eau. C'est la période du 6 novembre au 4 février.

La Terre, élément neutre, est présente toute l'année (car le Bois ne pousse que dans la Terre, le Feu sort de la Terre par les volcans, le Métal se trouve dans la Terre sous forme de minerai, l'Eau correspond à la putréfaction, les corps pourrissent dans la Terre).

Les énergies atmosphériques

Il y a trois ciels, comme il y a trois étages dans l'homme : le ciel protophysique 1, 2 et 3 qualitatif, puis le ciel astronomique constitué par le ciel des étoiles (Régulus, Antarès, Iota du Verseau, les Pléiades) et le ciel des planètes (Jupiter, Mars, Saturne, Vénus, Mercure), enfin le ciel atmosphérique météorologique avec la haute atmosphère, les nuages, les précipitations, le vent.
Au Bois correspond le vent qui est énergisant et utile car il dissémine les graines.
Au Feu correspond la chaleur qui est la source biotique fondamentale.
Au Métal correspond la dessication (chute des feuilles).
A l'Eau correspond le froid.
A la Terre correspond l'humidité, l'eau humidifiante.

Du point de vue analogique, le printemps, c'est la croissance, correspondant dans la vie de l'homme à l'âge de 0 à 20 ans (à 10 ans c'est l'équinoxe de printemps et cette période correspond à l'adolescence). L'été correspond à la maturité, de 20 à 50 ans (solstice à 30 ans). L'automne correspond à la naissance de la sclérose, soit de 50 à 70 ans. L'hiver correspond à la vieillesse, début de la nécrose entre 70 et 90 ans.

Ici, la Terre est l'élément central immobile sans lequel les autres n'existeraient pas.

Mais l'homme s'inscrit avant tout dans une hiérarchie énergétique. L'homme vit entre Ciel et Terre, la tête au Ciel et les pieds sur Terre. Le Ciel est qualitatif : c'est l'Esprit subtil. Alors que la Terre est un élément quantitatif, inerte : c'est le support de la manifestation, la substance. L'Esprit dirige la substance. Si la matière peut être quantifiée, l'Esprit est l'essence des choses qui échappe à toute analyse scientifique.

La structure énergétique de l'homme

Dans un texte du Nei-Tching-Sou-Wen, il est dit : « La vie physique de l'homme vient du Sol et sa vie mentale du Ciel, l'Union du Ciel et du Sol forme son énergie. »

Il existe trois plans dans l'homme :

Le plan supérieur

- *Le plan intellectuel*

Au niveau du centre correspondant à la Terre parviennent des idéogènes (des idées en puissance qui sont des influx organisateurs permanents provenant du ciel sidéral). A partir de cet élément Terre, les quatre éléments périphériques vont se différencier avec : les mémoires au Bois ; la lucidité au Feu ; les automatismes au Métal ; l'onirisme ou créativité à l'Eau. Nous aurons l'occasion de reve-

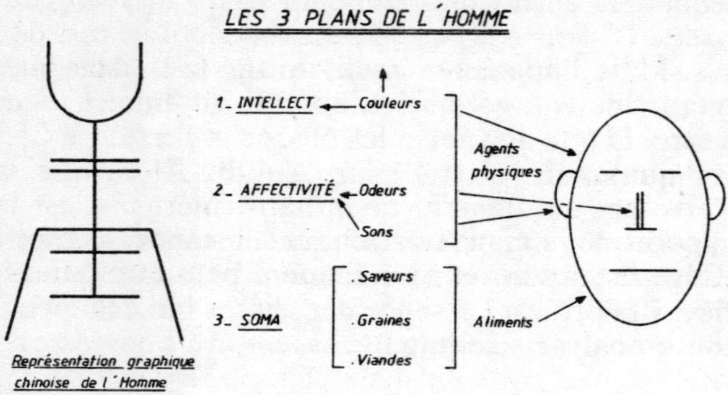

Schéma 7

nir plus longuement dans le thème uranologique chinois sur le plan intellectuel).

• *Les couleurs*

Les couleurs vont électivement à l'intellect et agissent sur le plan supérieur.

Au Bois, la couleur verte, couleur tiède, c'est un noir qui se réchauffe.

Au Feu, le rouge, la couleur la plus chaude. Les deux couleurs, vert et rouge sont les couleurs *Yang*.

Au Métal, le blanc bleuté ; à l'Eau, le noir. Ce sont les deux couleurs *Yin*.

La couleur jaune correspond à la Terre. C'est une couleur centrale à égale distance du violet visible au rouge visible qui correspond à la Raie D du sodium qui est double : la Terre a deux faces puisqu'elle appartient en même temps au *Yang* et au *Yin*. (Cet aspect des couleurs sera étudié lors de notre développement sur la chromatothérapie).

Le plan moyen

Le plan moyen correspond aux charges affectives différenciées suivant les éléments. Il traduit l'affectivité.

Au Bois correspond la colère, au Feu correspond la joie. Ce sont deux charges *Yang*.

Au Métal correspond l'angoisse, à l'Eau correspond la tristesse ou pessimisme. Ce sont deux charges *Yin*.

A la Terre, élément neutre, correspond la sympathie.

Les odeurs et les sons vont agir sur le plan moyen. Les odeurs : au Bois correspond le cru, au Feu le brûlé, au Métal le pourri, à la Terre l'odeur parfumée, à l'Eau l'odeur de putréfaction. Dans le schéma de relations inter-élémentales, la Terre détruit l'Eau, or, les aromates évitent la putréfaction (voir les embaumeurs, la fumigation sacrée de santal, de myrrhe, l'essence de cannelle est très efficace contre les anaérobies, contre certaines gangrènes).

Place ensuite aux sons. Dans la musique chinoise, ils sont au nombre de cinq, comme les cinq éléments :

Au Bois, correspond la Tierce (do-mi dans la gamme de do).

Schéma 8

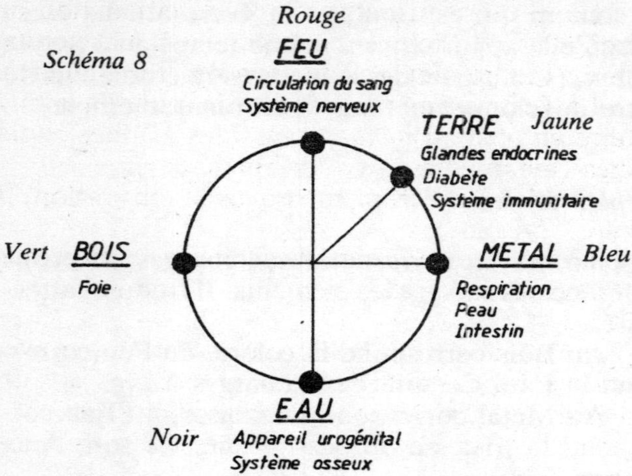

Au Feu, correspond la Quinte (do, sol).
Au Métal, correspond la Seconde (do, ré).
A l'Eau, correspond la Sixte (do, la).
La Terre, c'est l'octave ou l'UNISSON.

Le plan inférieur (Schéma 8)

Il correspond analogiquement aux fonctions principales du corps organique. Un excès ou une carence d'un des cinq éléments traduira un déséquilibre physiologique qui se répercutera sur les autres éléments.

Par exemple dire de quelqu'un qu'il a trop de « Bois », c'est dire qu'il présente des troubles de la fonction hépatique qui, dans un deuxième temps, pourront être préjudiciables pour le système circulatoire.

Le Feu est en rapport avec la circulation du sang (cœur = feu chaleur) et également à la circulation de l'influx nerveux (cerveau = feu lumière).

La Terre est en rapport avec la fonction immunitaire en général incluant aussi les glandes endocrines (hypophyse, thyroïde, pancréas).

Le Métal est en rapport avec la respiration, la peau, l'intestin.

L'Eau est en rapport avec l'appareil urogénital et le système osseux.

Après le soma, nous traiterons la diététique avec ses trois composantes hiérarchisées : les saveurs d'abord, les graines et enfin les viandes.

***

En conclusion de la théorie des cinq éléments, la structure de l'homme obéit à la règle 1, 2, 3 avec des agents échelonnés du plus noble au plus vulgaire, chacun ayant un rôle à jouer dans l'ensemble. La théorie des cinq éléments sert d'infrastructure à la bioénergétique humaine.

Le thème uranologique chinois

Ce qui va suivre peut paraître un peu technique. J'ai souhaité l'inclure car s'il n'est pas besoin de connaître son thème uranologique pour suivre la diététique des saisons ou connaître la couleur de son année, il est indispensable au médecin que je suis de le monter pour pratiquer un diagnostic global concernant l'individu. Au-delà des généralités qui peuvent permettre à chacun de faire ses premiers pas sur le chemin de la médecine préventive et qui nous concernent tous, il ne faut pas oublier que chaque homme a son individualité. Or le propos de ce livre est bien de donner quelques principes généraux sans oublier qu'ils doivent toujours être adaptés à chaque cas particulier.

Comment établir l'identité de l'homme

Si l'astronomie représente l'étude de tout l'univers cosmique, y compris les étoiles lointaines, souvent disparues, le champ de l'uranologie est plus étroit et *ne s'adresse qu'à une partie du ciel* la plus proche de l'homme. A mi-chemin entre l'astronomie et l'astrologie, l'uranologie permet d'expliquer les origines célestes des structures fonctionnelles de l'Homme.

Un texte du *Nei-Tching-Sou-Wen* rapporte qu'entre ciel et sol l'Homme s'inscrit dans l'espace Temps. C'est le ciel qui fait que le matin la nature se réveille et que le soir elle s'endort. C'est le ciel qui fait qu'en été cette même nature vit intensément, alors qu'elle semble mourir en hiver.

Au XXVe siècle avant notre ère, l'Empereur Yao établit le livre des annales *Chou King*.

Dans le premier chapitre, *le règne de Yao*, il ordonna à deux familles d'uranologues Hsi et Hwo de tenir compte du méridien (point du ciel où les astres sont le plus haut au cours de leur évolution) et d'établir par ce moyen la séquence des constellations, les éphémérides du Soleil, de la Lune et des planètes pour donner aux hommes le moyen de se conformer aux saisons.

Il établissait des lois célestes, découvertes par l'observation des astres classés en trois catégories :

• Les étoiles réparties en constellations avec leur passage au méridien ; les étoiles de Yao.

• Et les astres mobiles sur la toile de fond stellaire : planètes d'une part, Soleil et Lune d'autre part qui sont les Luminaires.

Ils sont les inducteurs aux yeux de la tradition, de tous les rythmes vitaux. Dans les annales du *Chou King*, un autre texte rapporte que la nature reçoit les influx du Ciel et tout événement se conforme à ceux-ci. *Les astres ne sont pas les agents des événements. Ils ne font qu'y participer. Ils n'en sont donc pas les causes et ne servent que de paramètre indicateur.* Nous pouvons donc dire que tel astre agit de telle façon, sans pour cela impliquer qu'ils ont une influence directe, comme le pensent certains astrologues modernes.

Ainsi, la présence chez un individu de l'Etoile Régulus dans son thème uranologique coïncidera avec des facultés exceptionnelles de mémorisation ; il pourra s'épanouir dans des professions qui requièrent beaucoup de mémoire.

Une autre personne, née sous l'Etoile Antarès, sera guidée par un esprit de lucidité et de synthèse ; c'est l'apanage de tous les grands décideurs.

C'est par le thème uranologique chinois que je détecte les potentialités, les protections et les faiblesses du point de vue physique chez le malade. Ce thème se monte comme un thème astrologique, avec des tables. Je le fais dans un but de prévention car il me permet d'effectuer une étude de terrain.

Être *préventive* est l'essence même de la médecine qui tente de comprendre la genèse des pathologies afin de connaître les sujets à risque. Le thème uranologique chinois s'inscrit en amont de la prévention et fait partie de la médecine prédictive, la médecine du futur. D'ailleurs, on assiste actuellement à des recherches dans ce sens au niveau de la génétique.

Comment monter un thème uranologique?

A partir de la date, l'heure et le lieu de naissance. Par un certain calcul arithmétique, il faut traduire l'heure de naissance solaire en heure sidérale : c'est l'heure des étoiles qui sera un indicateur des caractéristiques des capacités socioprofessionnelles de l'individu.

Ensuite, il convient de rechercher dans le livre des éphémérides les signes du Zodiaque présents le jour de la naissance.

Comment monter un thème uranologique ?
(pour les personnes voulant aller plus loin et connaissant déjà les principes de l'astrologie)

* Demander la date avec l'heure et le lieu de naissance

• En premier lieu, rechercher l'heure de naissance *sidérale* : c'est l'heure calculée par rappport au mouvement des étoiles.
L'année *solaire* comprend 365 jours alors que l'année *sidérale* comprend 366 jours.

• Faire le calcul suivant :
Exemple : enfant né le 15 mars 1989 à Paris à 12 h 30.

Poser zéro heure sidérale =		6 h	42 mn
Mois de naissance − 1 × 2 heures	+	4 h	
Jour de naissance − 1 × 4 mn	+		56 mn
Heure de naissance − 1 heure (décalage horaire ou heure solaire)	+	11 h	30 mn
Longitude en minutes du lieu de naissance (Paris)	+		09 mn
		21	137

Résultat : heure sidérale = 23 h 17

• Se reporter au tableau des étoiles avec la détermination des capacités socioprofessionnelles.
Résultat : sujet scientifique, artiste. Dons d'organisation et de méthode, de créativité (manuel).

Exemple : Décoration - Architecture
Vétérinaire - Chirurgien -
Kinésithérapeute
Coiffure - esthétique, etc.

Détermination du terrain ou diathèse
(pour les médecins et les astrologues expérimentés)

Sur le livre des éphémérides, rechercher à la date de naissance la position des cinq planètes : Mercure - Vénus - Mars - Jupiter - Saturne - par rapport aux signes du Zodiaque.
Utiliser ensuite le sextant ou l'astrolabe.
Positionner l'heure de naissance sidérale et le signe du Zodiaque de naissance sur l'astrolabe. Le *ciel* de naissance est ainsi déterminé.
Comparer les données des éphémérides avec celles du ciel de naissance de l'astrolabe.

Exemple : si Mercure et Mars sont présents dans le ciel de naissance, on peut dire que le sujet est prédisposé :
- à l'arthrose - déficience urinaire et génitale (*Mercure*)
- à des troubles circulatoires (*Mars*)

ou plus simplement le sujet craint le *chaud* (été) et le *froid* (hiver).

Le plan supérieur de l'homme

Schéma 9

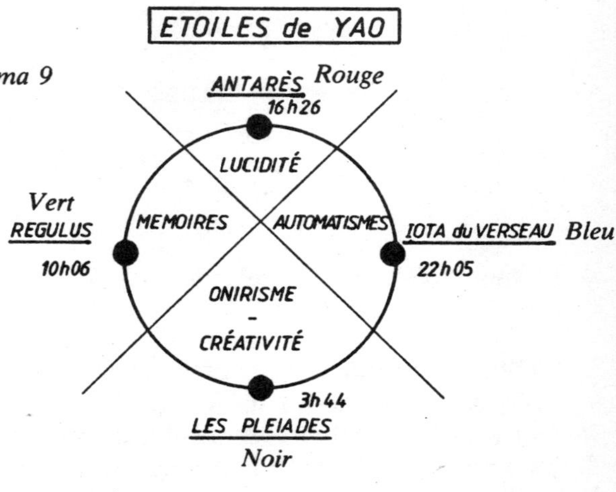

Ces données sont rapportées sur un sextant ou astrolabe.

Alors la lecture du Ciel de naissance mettra en

évidence les planètes présentes qui refléteront les prédispositions de l'individu à certaines pathologies avec la composante affective.

Les étoiles de Yao (Régulus, Antarès, Iota du Verseau et les Pléiades) correspondent au plan supérieur de l'homme, subtil, qualitatif : c'est l'intellect.

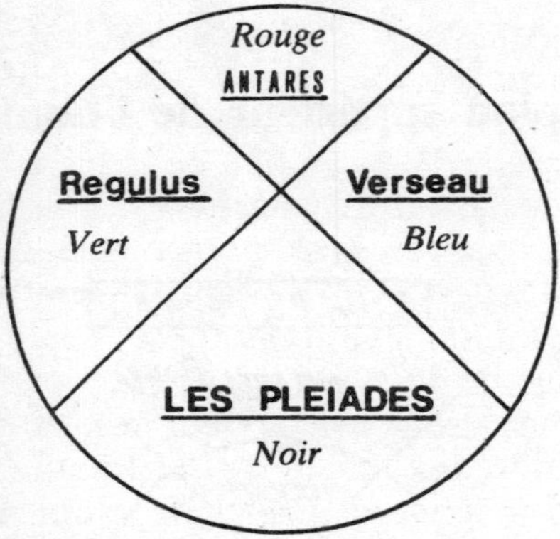

Schéma 10

• L'étoile Régulus : l'étoile de la Mémoire

Elle correspond aux natifs sidéraux de 10 h 06, se voit au méridien au milieu de la nuit à la fin février à environ 60 degrés au-dessus de l'horizon. Elle concerne avant tout la mémorisation. Tous les individus nés sous l'étoile Régulus fondent leurs actions et leurs pensées sur les mémoires de toutes sortes, en particulier visuelles. C'est l'étoile des enseignants, des juristes, des médecins, infirmières, assistantes sociales, des hommes d'Eglise.

Ils utilisent l'acquit du présent et transmettent les connaissances du passé. Ils sont essentiellement littéraires par opposition aux scientifiques de l'étoile du Verseau. Ils sont doués de sociabilité, communicabilité et de mobilité. Ils ne sont pas attirés par les travaux manuels et au niveau de la réflexion ils ne projettent pas par intégration.

• L'étoile Antarès : l'étoile des chefs

Elle correspond aux natifs sidéraux de 16 h 26, se voit au méridien au milieu de la nuit, début juin assez bas (environ 15 degrés sur l'horizon). La présence d'Antarès à sa naissance indique pour l'individu des capacités de lucidité (étymologiquement, *lux* en latin signifie lumière) et de synthèse. Vue globale de tous les problèmes par le mécanisme de l'idéation. Elle concerne les intellectuels par opposition aux manuels. Les hommes d'action et de gestion comme les chefs d'entreprise, les politiciens, les avocats ou les médecins. Les natifs d'Antarès sont autoritaires et aiment le commandement comme les chefs militaires. Ce sont des cerveaux qui, comme Napoléon, trouvent dans leur sommeil la solution à leurs préoccupations quotidiennes.

• L'étoile Iota du Verseau : l'étoile des scientifiques

Elle correspond aux natifs sidéraux de 22 h 05, apparaît au méridien au milieu de la nuit, fin août, à environ 35 degrés au-dessus de l'horizon. La présence du Verseau indique pour l'individu un esprit scientifique fait d'automatismes et d'esprit analytique contrairement à Antarès qui est fait de synthèse. Le Verseau sera l'étoile de tous les savants, les cartésiens, les électroniciens, les comptables, les organisateurs, les perfectionnistes, voire les maniaques. Chez ces personnes, aucune place n'est faite ni pour le rêve ni pour la pensée globale. Elles symbolisent la rigueur et la froideur du raisonnement. Leur acharnement à vouloir explorer la matière peut les conduire comme Einstein et malgré lui, à la découverte d'armes destructrices de la planète : « Science sans conscience n'est que ruine de l'âme. »

- **L'étoile des Pléiades ou l'étoile de l'imaginaire**

Elle correspond à l'heure de naissance sidérale de 3 h 44, se trouve au méridien au milieu de la nuit, un peu après la mi-novembre, assez haut sur l'horizon (plus de 60 degrés).

Elle concerne l'onirisme (rêve imaginaire) et secondairement la créativité. Tous les individus nés sous l'étoile des Pléiades sont des rêveurs, doués non d'idéation mais d'imagination.

Ce sont les créateurs, de l'ébéniste au peintre en passant par tous les doués manuels et les inventeurs. Ce sont aussi les imaginatifs comme les poètes, les musiciens, sans oublier les adeptes de certaines sectes de plus en plus nombreux à l'époque actuelle. Dans mon activité professionnelle, j'ai retenu un exemple ponctuel illustrant la connaissance de l'étoile des Pléiades. Un directeur de banque de 42 ans m'a consulté un jour pour un état d'anxiété. Il m'a expliqué que depuis sa nomination à la direction, il appréhendait de donner des ordres à ses subalternes. Son heure sidérale se situait au niveau des Pléiades. Il m'a avoué que sa grande passion, pendant le week-end, était de fabriquer lui-même son pain. Quelques années plus tard, je l'ai rencontré tout souriant et il m'a annoncé son changement de profession : « Je suis devenu un artisan boulanger et je n'ai plus d'angoisse. »

Cet exemple confirme l'importance, la détermination des étoiles de Yao à la naissance pour l'orientation socioprofessionnelle de l'homme.

Pour conclure sur les étoiles de Yao, Jean-André Lavier, dans son livre d'uranologie chinoise qui traite des connaissances modernes de l'astronomie, démontre que depuis deux millénaires le temps d'éclairage de la Terre par l'étoile Antarès (étoile de la lucidité) se réduit de plus en plus à l'avantage de celui des Pléiades (étoile de l'imaginaire) qui s'allonge : ce phénomène cosmique pourrait expliquer la tendance à la décadence de notre civilisation.

Le plan moyen de l'homme

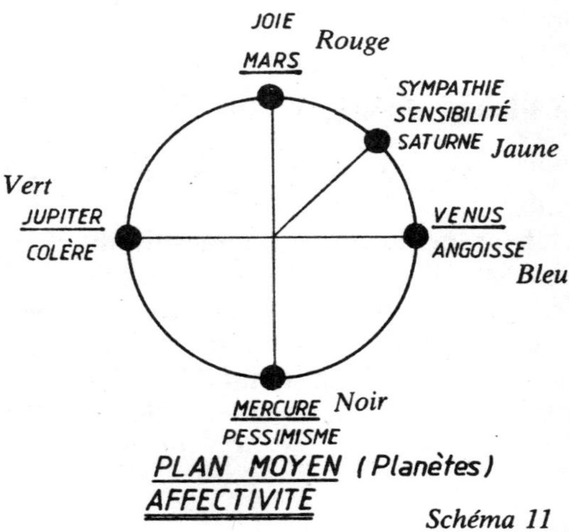

Schéma 11

Il correspond au plan de l'affectivité induit par les planètes Jupiter, Mars, Saturne, Vénus, Mercure. Il s'agit d'un ciel intermédiaire à mi-chemin entre qualité et quantité, entre subtilité et matérialité. Pour les placer sur le thème, il suffit d'ouvrir des éphémérides et de noter.

Si les étoiles et les luminaires ont un mouvement d'ensemble d'une remarquable régularité, les planètes apparaissent incohérentes, quant au sens du déplacement (elles reviennent parfois sur leur *pas* en rétrogradation) et quant à la vitesse (chaque planète a un *pas* qui lui est propre) : ces incertitudes correspondent bien à la nature insaisissable de l'affectivité humaine, qui ne peut être assimilée à une science comme le prétendrait la psychologie moderne.

• La Planète Jupiter

Elle prédispose à la colère, l'irascibilité, l'impulsivité.

Un grand nombre d'épileptiques relèvent de Jupiter, ainsi que de faux hypertendus dont les chiffres de la maxima ont une très grande variabilité : ils peuvent passer de la tension maxima 12 à une maxima 20 suivant l'état de leur colère (phénomènes très fréquents avant la Pleine Lune ou au printemps lors de la montée de la sève).

• La Planète Mars

Elle prédispose à la joie, l'enthousiasme (9e Symphonie de Beethoven). Ce sont des êtres toujours gais, souriants, optimistes, positifs.

• La Planète Saturne

Elle prédispose à la sympathie, la gentillesse, la douceur, l'hypersensibilité.

Cette hypersensibilité peut déboucher sur un état dépressif : c'est le domaine des dépressions endogènes (sans cause apparente). Un proverbe dit : « Plus on est doux, plus on est sensible ; plus on est sensible, plus on est vulnérable. »

Le loup (c'est la maladie, la dépression) mange toujours l'agneau qui est doux et sensible.

Les Saturniens dépressifs, en général, sont difficilement améliorés par la psychanalyse.

Ils représentent la cohorte de ceux qui absorbent des médicaments antidépresseurs, des hypnotiques et autres tranquillisants.

Seules les motivations d'ordre social ou spirituel peuvent leur apporter un équilibre psychique.

Deux exemples me tiennent à cœur : c'est le dévouement exceptionnel de Sœur Térésa qui était exempte de dépression parce que pleinement altruiste. C'est aussi le cas d'une de mes patientes, dépressive chronique, abandonnée par son mari et dénuée de tout subside, qui a trouvé le salut et la guérison en travaillant au maximum pour sa famille.

• La Planète Vénus

Elle prédispose à l'angoisse, qui peut se manifester physiologiquement par la spasmophilie ou la tétanie, l'asthme ou l'eczéma.

L'angoisse se traduit par une peur irraisonnée, par des appréhensions de toutes sortes du présent et de l'avenir, par l'émotivité, le trac pouvant entraîner un mutisme ou même des diarrhées : avoir la peur au ventre.

- **La Planète Mercure**

Elle prédispose au pessimisme — ceux qui voient les problèmes toujours en noir — et au manque de confiance en soi (concerne des êtres qui établissent toujours en frein lors de décisions importantes) et à la tristesse (ce sont des gens qui font toujours la moue, trait caractéristique de la lèvre inférieure qui tombe). C'est la planète des battus dans la vie.

Le plan inférieur de l'homme

Schéma 12

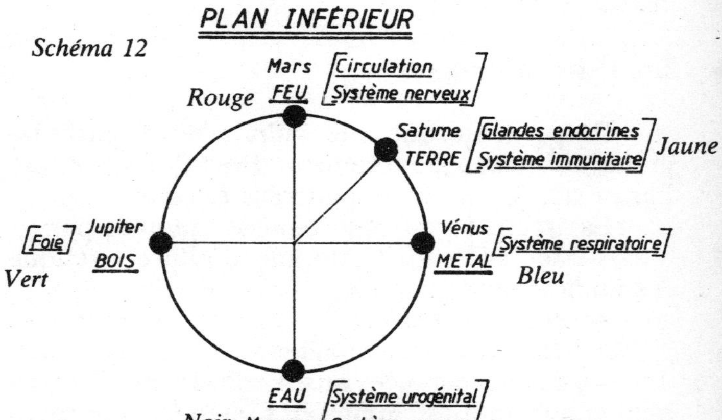

[Correspondance physiologiques des 5 éléments]

Après l'étude des prédispositions professionnelles et des caractères, les cinq Planètes qui répondent respectivement à chacun des cinq Eléments : Jupiter à Bois, Mars à Feu, Saturne à Terre, Vénus à Métal, Mercure à Eau, induisent les prédispositions pathologiques à la naissance. Le jeu des analogies permet donc de préciser quelle est la nature ou terrain de chacun.

Connaître celui-ci permet une meilleure approche diagnostique et thérapeutique du patient parce qu'elle sera en profondeur. On ne fait pas pousser dans la même terre une plante d'appartement et un plan de tomate ! Ce ne sont pas non plus les mêmes maladies qui les attaqueront. Il en va de même pour l'homme. Jupiter ou Saturne donnent des terrains aussi différents que le terreau ou la terre glaise.

Les natifs de Jupiter

Ils présenteront une vulnérabilité pathologique au niveau de l'élément Bois qui symbolise l'estomac, le foie et le pancréas exocrine.

La fragilité gastrique peut se traduire par :

— des ulcères d'estomac d'allure cyclique (printemps et automne)

— des gastrites

— des reflux œsophagiens

— des intolérances aux médicaments, en particulier aux anti-inflammatoires qui peuvent provoquer des hématémèses (en dix années, de nombreuses spécialités pharmaceutiques anti-inflammatoires ont été retirées de la pharmacopée en raison de leur agressivité gastrique). Même la banale aspirine absorbée au printemps peut faire apparaître les mêmes effets indésirables.

Jupiter prédispose à une *pathologie hépatique*

très variée : il faut savoir que le foie est un organe au pouvoir anabolique majeur : c'est une véritable usine chimique de transformation et de distribution pour tout l'organisme.

Le foie contribue :

• au métabolisme du glycogène qui est l'aliment essentiel du muscle et des ligaments, expliquant la fréquence des entorses, tendinites, arthrite, lumbago chez les insuffisants hépatiques.

(Pensez aux petits Africains qui présentent une atrophie musculaire globale en raison d'une cirrhose fréquente dans certaines régions d'Afrique).

• Il contribue au métabolisme du soufre, aliment nécessaire aux muqueuses rhino-pharyngées ou pulmonaires ainsi qu'au collagène des tissus articulaires et à la peau (acnée, peau grasse) d'où l'existence de cures thermales soufrées conjointement pour les affections O.R.L., rhumatologiques ou dermatologiques.

• Il contribue au métabolisme de certains oligo-éléments métalloïdes comme le manganèse, très efficace dans la prévention de certaines allergies : allergie nasale (coryza), bronchite (asthme), oculaire (conjonctivite), médicamenteuse, très fréquente malheureusement, donnant des chocs d'une très grande gravité.

• Il est responsable chez la femme du syndrome prémenstruel caractérisé par une hypertrophie mammaire avec kyste fonctionnel ; au 15e jour du cycle, la folliculine, qui imprègne la glande mammaire, n'est pas drainée en totalité par le foie et peut se déposer dans des cavités appelées kystes ; c'est l'explication des femmes qui grossissent démesurément lors de la prise de contraceptifs ou en cours de grossesse ; ces mêmes contraceptifs présentent une hépato-toxicité traduite par des taux élevés de cholestérol et des triglycérides.

• L'insuffisance hépatique par la pénurie d'acides aminés essentiels comme l'acide glutamique peut faire apparaître des troubles de la mémoire et surtout des encéphalopathies fréquentes chez les alcooliques.

• Elle peut être tenue responsable de certaines hémorragies au printemps (épistaxis ou saignements de nez, hématémèse ou saignement d'estomac) en raison de la diminution ou de l'absence de certains éléments nécessaires à la coagulation du sang. Enfin, elle peut avoir une incidence sur la pathologie oculaire, en particulier, la cécité chez l'alcoolique par avitaminose B1.

• L'insuffisance pancréatique peut faire apparaître des ballonnements postprandiaux, des diarrhées ou des migraines (à 17 heures, heure du pancréas). Beaucoup de troubles digestifs dits gastriques ou colitiques sont dus à une paresse pancréatique : le pancréas est chargé de digérer les graisses et les sucres.

Les natifs de Mars

• Ils sont soumis à l'élément Feu (dualité : vaisseaux et nerfs ; dans l'organisme, ces deux éléments sont satellites). Ils sont prédisposés à des troubles de la circulation générale incluant le capillaire, la veine, l'artère, le système lymphatique, le liquide céphalorachidien et à ceux du système nerveux central.

La pathologie circulatoire est multiple : phlébite, artérite, embolie, hypertension artérielle, etc.

Les modalités pathologiques du système nerveux sont très variées : ictus, paralysies ; ramollissement cérébral dont deux formes sont fréquentes : maladie de Parkinson et maladie d'Alzheimer.

Les natifs de Saturne

• Cette planète correspondant à l'élément Terre doit faire l'objet d'un développement important en raison de ses incidences pathologiques.

Elle prédispose à quatre pathologies majeures :

— le diabète

— la dépression surtout endogène due à une hypersensibilité maladive

— les tumeurs bénignes comme les verrues, les kystes ou polypes — les tumeurs malignes comme les cancers

— les collagénoses : lupus érythémateux, polyarthrite chronique évolutive, rhumatismes déformants, etc.

A mon sens, ces quatre grands groupes de maladies ont une causalité commune : la déficience immunitaire à la naissance.

Le diabète

La connaissance de la prédisposition au diabète peut être un signal d'alarme qui peut éviter l'installation de la maladie avec ses complications à partir de l'âge adulte.

Les analyses biologiques comme la glycémie à

jeun, l'hyperglycémie provoquée ou le dosage radio-immunologique de l'insuline ne peuvent pas mettre toujours en évidence le prédiabète : il faudrait réaliser des analyses toutes les heures au cours du nycthémère.

Cliniquement, le prédiabète peut revêtir plusieurs aspects :

— fringale avant les repas avec tremblements, sueurs profuses, nervosité traduisant une hypoglycémie.

— Somnolence après les repas qui signifie une hyperglycémie. Je me souviens du cas d'un enfant de dix ans qui avait triplé une classe primaire. Cet enfant a été vu par un psychologue et un psychiatre ayant conclu à un conflit familial qui, en réalité, n'était pas la véritable cause des échecs scolaires.

Après avoir fait son thème qui a mis en évidence le prédiabète, j'ai fait suivre à cet enfant un régime hypoglucidique. Cet enfant par la suite ne dormait plus en classe et a rattrapé tout son retard scolaire.

— Migraines post-prandiales à 17 h (heure du pancréas) évoquant la classique « gueule de bois » (l'excès de sucre dans l'alimentation peut donner les mêmes symptômes que l'excès de boisson alcoolisée).

— Diminution rapide de l'acuité visuelle chez les personnes de 50 ans.

— Apparitions fréquentes de furoncles et allergies aux piqûres d'insectes : les insectes comme les staphylocoques ont une attirance pour les peaux sucrées.

— Les infections à répétition comme les cystites traitées au long cours par les antibiotiques, sont dues à la multiplication de germes (colibacilles ou autres) dans un milieu de culture urinaire sucré comme il arrive fréquemment chez les prédiabétiques.

— Le prédiabète peut faire apparaître des syndromes allergiques survenant tout au long de l'année : rhinite, urticaire, asthme, ou des maladies de peau comme le psoriasis (Saturne toujours présent dans le thème). Ils ont été guéris complètement par les régimes hypoglucidiques. Je pourrais en conclure que le prédiabète peut induire un déficit immunitaire.

« L'allergie en général est soumise à l'influence non seulement des conditions climatiques saisonnières mais aussi des habitudes alimentaires de la famille » (article du Docteur P. Molkou de l'hôpital Saint-Vincent-de-Paul de Paris).

Le déficit immunitaire

Il me semble que le déficit immunitaire soit la clé de voûte de Saturne : si l'hypersensibilité psychique peut amener à la dépression, l'hypersensibilité physique traduite physiologiquement par un déficit immunitaire peut expliquer la vulnérabilité de l'organisme devant toutes les agressions :

• Les agressions atmosphériques d'abord : vent, chaleur, humidité, sécheresse, la foudre. Combien de personnes se plaignent de rhumatismes toute l'année car elles appréhendent tous ces éléments.

• Les agressions virales ensuite.

Un cas particulier est à signaler, c'est celui des papillovirus qui officiellement sont responsables d'une certaine forme de cancer du col de l'utérus. Or, le papillo virus fait partie de la famille de certains virus responsables des verrues.

Depuis une dizaine d'années, j'ai expérimenté avec de bons résultats un médicament homéopathique qui s'appelle *thuya canadensis* spécifique du traitement des verrues, dans le traitement des polypes récidivants intestinaux, vésicaux et de certaines tumeurs cancéreuses de l'intestin et de la vessie.

Je n'ai constaté aucune récidive chez les patients traités régulièrement par le *thuya* à la dose de 9 CH, une fois ou deux fois par semaine dans les périodes de fatigue anormale et prolongée.

> Le *thuya* non seulement serait doté d'une action virucide mais semblerait intervenir en stoppant le processus d'anarchie cellulaire responsable du cancer ; il serait susceptible d'agir favorablement sur la genèse des anticorps.

Chez les individus porteurs de néo-formations, j'ai remarqué que Saturne était pratiquement toujours présent à la naissance.

J'ai le souvenir d'une femme traitée pour un cancer du sein droit avec métastase au niveau de l'autre sein, qui n'avait pas Saturne dans son signe. Elle jouissait d'un bon état général avec une vie sociale tout à fait normale alors que sa voisine de chambre, de même âge, qui présentait le même cancer avec Saturne à la naissance, est décédée rapidement après le début de sa maladie.

En conclusion, la présence de Saturne dans le thème uranologique est un facteur de fragilisation tant au point de vue psychique comme les syndromes dépressifs, qu'au point de vue pathologique comme les cancers traduisant une déficience du système de vigilance constitué par le capital immunitaire de l'individu.

Il existe un exemple du trait d'union entre ces deux modalités de Saturne.

Un chirurgien allemand, le Docteur Hamer, a démontré preuves à l'appui par des images scanographiques cérébrales qu'un processus cancéreux pouvait survenir quelque temps après un épisode dépressif ; il a d'ailleurs constitué des protocoles montrant que la localisation d'une image pathologique cérébrale au scanner précédait celle de sa correspondance organique.

Les natifs de Vénus

• Cette planète correspondant à l'élément Métal et à l'automne prédispose à trois types de pathologies :

— Pathologie infectieuse
— Pathologie cutanée
— Pathologie intestinale

La pathologie infectieuse à tous les niveaux de l'organisme détermine une prédisposition au syndrome grippal, aux angines, aux otites, aux bronchites, certainement par déficience de manganèse et de cuivre.

La pathologie respiratoire est très fréquente.

Le Vénusien commence par avoir le nez bouché (son nez est un baromètre qui réagit à un certain taux d'humidité) puis l'infection atteint les amygdales et enfin les bronches, se traduisant par des bronchites asthmatiformes ou de la bronchite chronique.

La pathologie cutanée est de même ordre que la pathologie pulmonaire. On respire par la peau comme on respire par les bronches, et des brûlures très étendues peuvent entraîner la mort par asphyxie.

Dans ce domaine, il faut inclure l'eczéma. Souvent il y a chez de nombreuses personnes une alternance entre asthme et eczéma.

Les mycoses localisées au niveau des régions humides de l'organisme sont fréquentes chez les Vénusiens.

La pathologie intestinale. La constipation chronique fait partie de la triade pathognomonique de Vénus. Elle est souvent résolue par une bonne ventilation respiratoire.

Les Vénusiens toujours très anxieux sont des constipés chroniques : une bonne purge peut avoir un effet bénéfique sur leur angoisse.

Les natifs de Mercure

• Cette planète correspondant à l'Eau et à l'Hiver, prédispose :

— Aux engelures traitées efficacement par l'absorption de vitamine D en automne.

— A l'arthrose avec dégénérescence du cartilage articulaire.

— Aux troubles de l'appareil uro-génital :

• néphrose lipoïdique, albuminurie orthostatique, énurésie, hypertension artérielle d'origine rénale.

- chez la femme, stérilité fréquente et fibromes à un âge relativement précoce
- chez l'homme, également stérilité et fréquence des adénomes prostatiques.

— A une insuffisance surrénalienne hormonale

- insuffisance des hormones mâles et femelles responsables de la stérilité
- insuffisance cortisonique responsable de la maladie d'Addison. Le processus rhumatismal est également sous la dépendance de la sécrétion de cortisone.

Cas particulier des « Bien Nés ».

Les « Biens Nés », très rares, ne présentent aucune faille à la naissance. Mais il en existe ! Ce sont des personnes au caractère harmonieux, sans excès ni faiblesse morale. Elles consultent rarement le médecin et guérissent rapidement. L'excès d'activité leur procure la joie de vivre ; elles ne connaissent pas la fatigue. Elles débordent d'énergie au point d'être casse-cou et de collectionner les accidents : c'est la rançon de leur bonne naissance.

L'utilité du thème uranologique

Si l'hérédité contribue à la détermination dans une petite mesure des terrains pathologiques à la naissance, le thème uranologique médical chinois y participe pour une très grande part que j'évalue à 80 %.

Dans une même famille, on constate de très grandes différences de prédisposition entre ses membres.

Ces différences ne peuvent s'expliquer par la seule hérédité.

Le thème uranologique médical chinois peut être d'une très grande utilité lorsque tous les examens techniques, biologiques, radiologiques, ne peuvent expliquer l'étiologie de certaines affections.

Combien d'hypertentions artérielles sont dépistées à l'âge de 20 ans et dites essentielles en raison de l'ignorance de leur cause. Combien de malades d'une certaine sobriété présentent des taux élevés de cholestérol ou de triglycérides alors que certaines personnes consommatrices quotidiennes de foie gras comme dans le Périgord en sont dépourvues.

Dans quelle mesure la connaissance du thème uranologique d'un patient peut-il aider son médecin généraliste à établir un diagnostic précis, rapide et à une attitude thérapeutique efficace?

Il y a quelques années de cela, aux environs du 20 juillet, une patiente de 65 ans me consulte pour des douleurs précordiales évoquant une angine de poitrine. Le cardiologue consulté lui prescrit un traitement adéquat qui s'avère totalement inefficace. Je recherche alors la fiche de la patiente dont le thème uranologique signale la présence de Mars qui prédispose aux troubles de la circulation et de Saturne, la planète du diabète. La conjonction de ces deux planètes représentait à mon sens un facteur de très grand risque. J'ai alors précipité les événements et, en accord avec le cardiologue, je l'ai hospitalisée dans un centre de chirurgie cardiologique où immédiatement on a procédé à une intervention salvatrice.

Depuis une dizaine d'année, la pratique systématique du thème uranologique de mes patients m'a fourni, comme dans le cas précédent, des indices de premier ordre aussi bien pour l'établissement d'un diagnostic que pour le choix d'un traitement ; elle m'a permis dès lors de faire une économie substantielle d'examens biologiques ou radiologiques de routine.

Je n'ai jamais noté de discordances entre les éléments du thème uranologique des patients et les maladies pour lesquelles ils consultaient.

Pour clore ce chapitre, je voudrais rapporter deux observations édifiantes.

Il s'agit d'abord d'un homme de 40 ans, traité depuis une dizaine d'années pour des allergies variées : tantôt rhume des foins d'une violente intensité, tantôt crises d'urticaire avec œdème de Quincke donnant un tableau dramatique. Ces allergies ne cédaient qu'à la cortisone. Il a subi par la suite une batterie très étendue de tests auprès de plusieurs allergologues dont les tentatives de désensibilisation ont conduit à un échec total. Résigné et déçu, il tente un essai désespéré, comme il me l'avoue, avec une médecine dite parallèle et me consulte un matin de printemps en pleine crise de coryza. Avant tout, je recherche les failles pathologiques de son thème uranologique. Oh ! Surprise, je découvre Saturne, planète du diabète et du déficit immunitaire, responsable des allergies. Après l'avoir traité par acupuncture, je l'incite à réduire considérablement sa consommation d'hydrates de carbone (sucre et sucreries compris). Très docile, le patient obtempère à mes conseils diététiques et en quelques mois ses allergies s'atténuent pour disparaître définitivement en fin d'année.

Le deuxième exemple concerne une femme de 30 ans, Mme X., mère de trois enfants, qui m'a consulté à plusieurs reprises pour un état dépressif, alléguant qu'elle était surchargée de travail et qu'elle n'arrivait pas à accomplir tous les petits travaux domestiques. Un jour, j'ai été appelé en visite à son domicile pour un enfant malade. Le désordre le plus invraisemblable m'attendait : la vaisselle de plusieurs jours était entassée dans l'évier, les chambres à coucher donnaient l'image d'un véritable capharnaüm.

Mme X. était plongée dans la lecture d'un livre sur la guerre de 1940. Son thème uranologique mettait en évidence la présence d'Antarès, étoile des chefs, des intellectuels et surtout des non-manuels. J'ai alors trouvé l'explication de sa dépression. En fait, Mme X. en aurait été guérie si elle avait pu exercer les fonctions de secrétaire de direction plutôt que celles de mère de famille.

Le Sablier biologique

La chronobiologie

Le temps égrène les secondes, les heures, les jours et les années suivant un rythme immuable.
Chaque instant qui passe est à la fois Vie et Mort :
Nous obéissons à cette loi de l'Eternel Recommencement.

L'homme, dont l'identité psychique et physique a été définie par le thème uranologique chinois, est en outre soumis à certains influx périodiques, appelés cycles, dont la connaissance permet d'être encore plus efficace en médecine préventive.

— Le cycle lunaire d'une durée de 28 jours
— Le cycle circadien de 24 heures
— Le cycle circannuel ou d'une année, qui m'intéresse particulièrement car, à mon sens, il induit un phénomène, dit de la *morbidité préanniversaire*.

Le Professeur Jacques André Lavier a défini le principe qu'entre ciel et terre il existait des échanges permanents et que l'homme est le lien privilégié de cette relation.

Rappelant un passage du *Nei Tching Sou Wen :* « Puisque la règle veut que le ciel commande le sol, il faut toujours agir dans ce sens », il ajoute : « Un corollaire surgit, qui formule que le bas se trouve dans l'impossibilité d'agir sur le haut ».

« Si l'Homme, par exemple, est tout puissant vis-à-vis du sol, de la quantité, de la substance, parce que cette partie du monde est symboliquement au-dessous de lui, il ne peut en revanche, aucunement agir, de quelque façon que ce soit, sur ce qui le surplombe qualitativement et en particulier sur les rythmes célestes — Ne pouvant donc que les subir — puisqu'il est sous le ciel, pour reprendre l'expression des sages de « l'ancienne » Chine, il doit donc rechercher les meilleures conditions possibles de cette obéissance (...). »

La chronobiologie est une science jeune qui met en évidence l'existence de rythmes biologiques circadiens (d'environ un jour), infradiens (de plusieurs jours), circamensuels (d'environ un mois), saisonniers et circannuels. Nombre d'entre eux nous sont familiers : pulsations cardiaques, mouvements respiratoires, alternance des phases de veille et de sommeil, règles chez la femme. Constatation troublante : les troubles dans la majorité des phénomènes biologiques correspondent à des périodes astrales.

M. Hervé Barbason, professeur de chronobiologie à l'Université de Liège et spécialiste de renommée internationale pour ses recherches en cancérologie a répondu à cette question dans le Journal *Impact* de janvier 1989 : le milieu terrestre change périodiquement en fonction de la mécanique céleste : lumière et obscurité alternent, il fait plus chaud le jour que la nuit, les éléments d'ambiance se métamorphosent au gré des saisons.

A la question : « la référence de la chronologie aux cycles astraux la désigne-t-elle comme la nouvelle astrologie ? » il répond : « Il existe un point de convergence entre l'astronome, l'astrologue et le chronobiologiste, puisque l'influence astrale entre dans le champ de leurs préoccupations respectives.

Quand les rythmes que nous observons coïncident avec un processus aussi évident que l'alternance du jour et de la nuit, pouvons-nous ne pas les rapporter à la rotation de la terre sur elle-même ? Et quand ils épousent la course des saisons, pouvons-nous ne pas les rattacher à sa révolution périodique autour du soleil ? »

Le Professeur Barbason a prouvé dans ses recherches que la *période précancéreuse était caractérisée par la disparition des rythmes biologiques* : il a procédé à Liège à des expériences chez le rat relatives à la prolifération des cellules. En induisant par des agents toxiques un cancer du foie chez l'animal, il apparaît que durant la période précancéreuse — elle dure parfois plusieurs dizaines d'années chez l'homme et plusieurs mois chez le rat — les rythmes circadiens s'évanouissent progressivement jusqu'à ce que la prolifération cellulaire devienne anarchique dans tout l'organe.

Corrélativement, cet exemple peut se rapprocher de celui des pilotes de longs courriers qui voient s'installer progressivement des cancers en raison de la perturbation des rythmes biologiques induits par les variations importantes des fuseaux horaires dans leurs déplacements. Je connais le cas de nombreux pilotes qui sont décédés à la suite de cancer bien avant la soixantaine. En revanche, l'un de mes amis exerçant cette profession, qui avait compris le problème, évitait ces inconvénients en vivant toujours à l'heure du lieu d'origine lors de ses différentes escales.

Le Professeur Barbason explique par le biais des hormones, le mécanisme physiologique d'un rythme circadien dont la composante nycthémérale (alternance jour et nuit) joue un rôle de synchroniseur. La plupart des sensations que nous percevons (variations de luminosité, température, bruit) sont collectées par nos organes périphériques, les sens, et conduites par des voies nerveuses vers ce centre du cerveau que l'on appelle hypothalamus. Le système nerveux fonctionne par impulsions électriques dont la fréquence croît avec l'intensité de nos sensations. L'hypothalamus transforme certaines de ces impulsions en agents hormonaux *via* des axes qui informent les glandes à sécrétion interne.

Ainsi, il existe un axe qui part de l'hypothalamus, passe par l'hypophyse et agit sur les glandes surrénales. Celles-ci produisent la cortisone.

Chez l'homme, les corticoïdes sont libérés intensivement le matin au réveil, et atteignent leur minimum durant la nuit. Par ailleurs, on sait qu'ils entravent la division des cellules. Donc, le système de prolifération cellulaire reçoit des coups de frein tous les matins et le freinage terminé, passe par un pic.

Voilà donc une des modalités entretenant la synchronisation du rythme circadien des cellules en prolifération et qui le mue en un rythme nycthéméral où des pics apparaissent à des heures particulières du jour et de la nuit.

De nombreux animaux vivent en modulation de fréquence et d'amplitude, directement connectés sur la mécanique astrale.

A propos de rythmes scolaires, je vous rapporte les propos du Professeur Heinberg.

« Nos ancêtres, chasseurs, agriculteurs, éleveurs, rappelle-t-il, étaient obligés de s'activer l'été et de se reposer l'hiver. Au siècle dernier, la scolarisation des enfants a commencé. Cependant leur force et leur présence étaient nécessaires à la ferme au moment des gros travaux agricoles. Pour répondre à ce besoin économique précis, on a donné aux enfants « la vacance ». La « vacance » d'été a ainsi été institutionnalisée et s'est maintenue malgré l'urbanisation et le développement industriel. » Il faut prendre conscience du fait qu'aujourd'hui, « nous travaillons et nous nous reposons dans l'espace de l'année, à contretemps de nos besoins physiologiques ». Ainsi « le travail intensif d'hiver, tel qu'il se pratique actuellement, comporte un risque », et il est urgent de prendre en compte l'aspect biologique dans l'aménagement du temps de travail, de façon « à ne plus être à contretemps de nos besoins physiologiques ».

Ma réflexion sur la chronobiologie m'a amené à l'étude de trois cycles.

Le cycle lunaire

Le cycle lunaire d'une durée de 28 jours comme le cycle menstruel de la femme, auquel les Nomades faisaient référence pour établir un calendrier dit « lunaire », correspond au rythme des mouvements des marées. Il est divisé en quatre périodes : Nouvelle Lune ou Lune Noire, 1er Quart de Lune, 2e Quart de Lune, 3e Quart de Lune puis Pleine Lune ou Lune Blanche aux multiples incidences sur la pathologie humaine.

Qui ne connaît pas les souffrances et les contorsions des enfants, présentant des oxyures, petits vers blancs, animés d'une agitation folle au moment de la Pleine Lune : c'est à ce moment là que le traitement pourra être instauré pour être le plus efficace. J'ai le souvenir d'un enfant de six ans qui présentait des quintes de toux périodiques depuis six mois pendant trois jours avant la Pleine Lune. Il était épuisé. L'idée m'est venue de lui prescrire un traitement contre les oxyures car elles remontaient au niveau de sa trachée : le résultat a été concluant, c'était le miracle ! Finie la toux !

Dans le même ordre d'idées, j'ai constaté, chez une patiente de 19 ans la survenue cyclique de névralgie faciale avec douleurs fulgurantes et lui ai conseillé de se traiter préventivement pendant quelques jours par un sédatif nervin à tel point qu'actuellement elle en parle comme d'un souvenir lointain.

Les gynécologues ne peuvent pas me contredire quand statistiquement ils procèdent plus fréquemment aux accouchements à cette même période, comme si le nourrisson manifestait brusquement l'intention de sortir de l'utérus.

J'ai remarqué, d'autre part, que les troubles nerveux comme l'insomnie ou l'épilepsie prennent à ce moment-là une recrudescence significative, d'où je tire des mesures préventives. J'ai en mémoire le cas d'un enfant épileptique congénital et d'un caniche épileptique. Je leur administre un traitement homéopathique qui prévient avec succès la survenue des crises (*stramonium* tiré de la plante Datura).

Dans un autre domaine, celui de la police ou des pompiers, j'ai eu la confirmation que les urgences de tout ordre (crimes, suicides, accidents de la circulation) sont nettement plus fréquentes : pour l'assassin comme pour le jeune chauffeur automobile, telle la marée, le sang monte à la tête, et c'est le drame !

La Lune est également un signal astronomique qui renseigne le paysan pour ses travaux de printemps : les graines des plantes aériennes avec fruits seront semées en lune montante tandis que celles des plantes souterraines le seront en lune descendante.

Il en va de même pour les cheveux qu'il est préférable de couper juste avant la Pleine Lune.

Depuis de nombreuses années, j'avais fait le constat d'une raréfaction des appels chez mes patients et même chez les personnes âgées comme si la Pleine Lune maintenait un niveau énergétique convenable à leur santé. J'en ai réduit qu'à cette période il ne fallait pas utiliser des moyens de stimulation comme les cautérisations (chauffage des points d'acupuncture par l'armoise) et s'il m'était arrivé par distraction de faire l'inverse, je me souviens de réprimandes téléphoniques : « Docteur, je ne dors plus depuis deux jours « ou » j'ai des bouffées de chaleur « ou » j'ai des palpitations », etc.

Voici enfin l'exemple troublant d'une femme de 60 ans qui, un 8 avril (Pleine Lune le 10 avril), a présenté une baisse brutale et considérable de l'acuité visuelle de l'œil gauche. Les médecins ophtalmologistes consultés ont pratiqué de nombreux examens perfectionnés sans aboutir à un diagnostic précis ni à une thérapeutique curative. En réalité cette patiente, très nerveuse par ailleurs et au tempérament sanguin, a vraisemblablement été victime d'une poussée aiguë et brève d'hypertension avec hémorragies diffuses au niveau de la rétine.

Le cycle circadien ou nycthéméral
(de 24 heures)

La médecine traditionnelle chinoise m'a inculqué la notion de l'horloge biologique. Le fonctionnement de tous nos organes se fait suivant un rythme immuable et sa connaissance contribuera à l'établissement d'un diagnostic ponctuel.

Si les sucs gastriques sont sécrétés à 11 heures ou 18 heures (heure solaire), le foie déversera sa bile dans l'intestin aux environs de 14 heures et le pancréas ses enzymes pancréatiques aux environs de 16 heures.

L'heure du gros intestin, qui est le « cloaque » du tube digestif est : 7 heures ou 19 heures.

Voilà qui nous éclaire sur le phénomène de la constipation. Combien de personnes consultent pour cette affection! A l'interrogatoire on est frappé du choix de l'heure de défécation qui est toujours changeante ce qui fait dire à l'intestin : « ce n'est pas mon heure ». Dans ce domaine, une certaine régularité — ou régularisation — serait certainement bénéfique pour beaucoup.

Par ailleurs, dans certains travaux industriels

où l'on pratique le travail posté (3 × 8 heures), les horaires du coucher ou de la prise des repas changent périodiquement et perturbent dangereusement le rythme circadien en entraînant l'éclosion de nombreuses maladies comme l'ulcère d'estomac, l'insomnie ou la dépression nerveuse.

S'il existe un rythme spécifique à chaque organe, l'énergie quantitative de notre corps assimilé à une machine thermodynamique est variable dans le nycthémère et s'inscrit suivant le diagramme ci-joint.

A 3 heures solaires (car nous sommes perturbés par ce changement d'horaire économique dit heure d'été-heure d'hiver), l'énergie est au minimum : c'est l'heure fatidique de la mort des personnes très âgées dont la vie ne tient plus qu'à un fil. C'est aussi la raison pour laquelle elles éprouvent le besoin de se lever et de se restaurer

Schéma 13

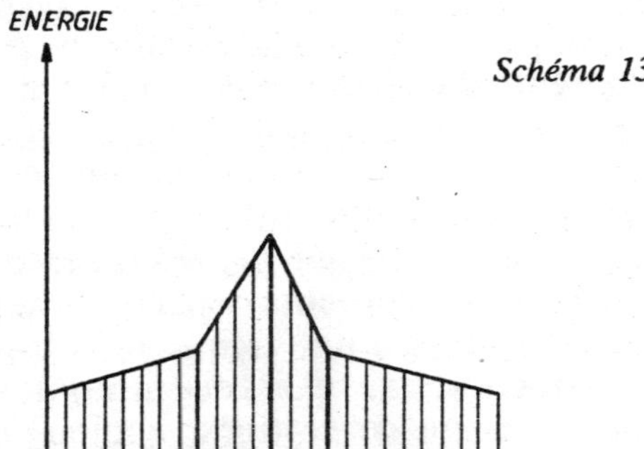

DIAGRAMME DE L'ENERGIE D'UN CYCLE CIRCADIEN OU NYCTHÉMÉRAL

d'un morceau de chocolat ou d'une tasse de café, sans gourmandise de leur part. En corollaire, on peut leur conseiller d'absorber au repas du soir une nourriture assez substantielle.

A 15 heures solaires, l'organisme atteint son maximum énergétique, ce qui explique avec juste raison dans les écoles des pays anglo-saxons en particulier, la matinée est réservée au travail intellectuel et l'après-midi aux activités sportives.

Le cycle circannuel
(la « morbidité » préanniversaire)

Ce troisième biorythme est le fruit d'une recherche toute personnelle : *La morbidité préanniversaire*.

Quand l'enfant naît, il signe aussi son arrêt de mort car il n'y aurait pas de naissance s'il n'y avait pas de mort. La mort et la vie sont des processus éminemment proches avec des rituels parfois jumeaux. Logiquement la mémoire de la mort revient périodiquement tous les ans, déterminant ainsi un cycle circannuel. Chaque année, nous mourons un peu à nous-mêmes et cela induit des phénomènes inconscients qui ont des répercussions physiques. On note différents aspects symptomatiques. Parfois il s'agit d'une très grande lassitude sans cause déclenchante s'accompagnant de malaises fréquents ou de vertiges, quelquefois de petits ou grands traumatismes consécutifs à des accidents d'origine inexpliquée, d'autres fois encore de troubles psychiques avec défaut de concentration, oublis fréquents ou état dépressif, etc.

J'ai été frappé par l'ampleur de ces phénomènes, par leur gravité et souvent par leur répétitivité après une enquête sur le passé. C'est ainsi que j'ai éprouvé le besoin de mener une recherche personnelle sur ce sujet. Elle a même donné naissance à un mémoire où, preuves à l'appui, j'ai évalué une période de 21 à 30 jours précédant l'anniversaire pendant laquelle toute personne présentait une certaine vulnérabilité, définissant ce que j'appelle : la morbidité de la période préanniversaire. Cette morbidité, que je compare à une bougie qui s'éteint, me semble correspondre dans cette période à une diminution importante de l'énergie fondamentale **Tch'I** pour les Chinois (Feu vital).

Grâce à la bioénergétique chinoise, il est possible d'intervenir efficacement et préventivement pour atténuer les effets de cette morbidité.

Depuis une dizaine d'années, j'en ai colligé un grand nombre dont je vous livre les plus marquants.

Le hasard voulut qu'un matin d'avril (le 28 exactement) un homme de 65 ans, Monsieur X. fut pris d'un malaise cardiaque devant mon cabinet. L'examen médical du patient mettait en évidence un tableau clinique impressionnant avec sensation de mort imminente.

Après lui avoir porté les soins d'urgence, le malade un peu remis me signala que dans le passé et à la même époque de l'année, d'autres malaises étaient survenus et il ajouta furieux : « Je n'ai pas de chance ; chaque fois que je prévoyais de fêter mon anniversaire avec mon épouse et de retenir un restaurant, je me retrouvais soit à l'hôpital, soit au fond de mon lit. » A première vue, et raisonnant en cartésien, je n'attachais aucun crédit aux rapports possibles de cause à effet entre l'anniversaire et la crise cardiaque.

Mal m'en prit, quelques jours après, Monsieur Y., représentant de commerce, me consulta en croyant avoir affaire à un astrologue-médium qui est presque mon homonyme. Il me demanda de l'exorciser car, depuis de nombreuses années, il était victime dans le courant du mois de février, d'accidents corporels, soit un traumatisme crânien à la suite d'un dérapage de sa voiture sur une chaussée en ligne droite, sèche et sans obstacle, soit une entorse en sortant de son domicile, que sais-je encore ? Monsieur Y... attribuait tous ses malheurs au mauvais œil de son épouse !

Quelle ne fut pas ma surprise quand il m'apprit qu'il était né au mois de mars ! J'ai donc rétabli la vérité pour sa gouverne et l'amélioration de son indulgence conjugale. Je lui ai expliqué que la fatigue physique et psychique fréquente avant l'anniversaire pouvait être responsable de ses réflexes émoussés. Je l'ai rassuré et lui ai prodigué des conseils pour l'avenir. Depuis ce jour là, il m'adresse tous les ans une carte postale avec ses remerciements.

Voilà qu'au mois de juin de la même année, deux patients de 68 et 70 ans, nés en juillet, doivent subir une ablation de la prostate. Fort de mon expérience antérieure de la vulnérabilité préanniversaire, j'essaie de les en dissuader et de reporter à une date ultérieure l'intervention. Le chirurgien, au-dessus de tout soupçon, après avoir pratiqué un bilan préopératoire complet, normal à tous points de vue, décide d'opérer. Les deux patients décèdent malheureusement dans les jours qui suivent à la suite de complications postopératoires. Ils ont sombré dans un coma profond et ils ont vraisemblablement été victimes d'une embolie cérébrale ou d'une crise urémique.

Quelques années plus tard, en mars 1985, Monsieur X., né le 28 avril, me demande mon avis quant à l'opportunité d'une intervention sur les coronaires, considérée par ailleurs comme très anodine. Je lui ai répondu qu'en raison de ses incidents antérieurs, il valait mieux différer de quelques mois l'opération. Le patient en réfère au chirurgien qui, avec toute sa bonne volonté, ne peut accéder à sa requête en invoquant un planning de travail très encombré, heureusement pour lui ! Pour prévenir les éventuels aléas postopératoires, je lui ai conseillé une diététique adaptée à la saison, l'ai traité par des points d'acupuncture de la saison concernée et lui ai prescrit un traitement hépatoprotecteur en perspective de la nuisance de l'anesthésie, ainsi que des médicaments adaptés à la coagubilité du sang et au stress. Le malade opéré le 27 mars 1985 sortit de l'hôpital le 5 avril 1985 en très bonne condition clinique. Envoyé en convalescence sous surveillance médicale, il donnait entière satisfaction jusqu'au 30 avril où il fut victime d'un infarctus du myocarde. Malgré tous les soins de réanimation prodigués, il décéda deux jours après son anniversaire.

— Monsieur Z., un patient de 63 ans né le 7 août, souffrant de bronchite chronique, décide d'aller en vacances dans un village de l'arrière-pays niçois réputé dans le passé pour son sanatorium qui recevait les tuberculeux et par la suite les asthmatiques. Dans la nuit du 6 au 7 août, le patient présente une forte crise d'asthme, à tel point qu'il faut l'intervention du médecin du village et un traitement par des moyens intensifs : corticothérapie, oxygénothérapie et administration de tonicardiaques. En trente ans d'exercice, ce médecin n'avait jamais assisté à une crise d'asthme aussi impressionnante, eu égard aux vertus climatiques de cette ancienne station.

Madame A., une patiente de 35 ans, opérée d'un thymome (tumeur cancéreuse du thymus), doit subir une radiothérapie d'appoint un mois avant son anniversaire. Fort de l'expérience des exemples précédents, je suis réticent ainsi que la patiente à accepter ce traitement. La patiente qui jouit d'une bonne constitution physique, se soumet aux desiderata de la Faculté et dans les jours qui suivent, devient moribonde. Elle accuse une perte de poids de cinq kilos, ne peut plus se lever et doit être conduite en ambulance à la clinique. Elle décide alors d'elle-même d'interrompre le traitement et depuis cette date, elle a retrouvé avec mon soutien par l'énergétique chinoise un état général presque florissant.

Une de mes patientes, Madame B., âgée de 70 ans, née au mois d'août, me rapporte l'histoire de sa fille de 38 ans, née en juillet. Celle-ci avait subi, au mois de juin il y a quelques années, une intervention pour cancer de l'intestin. Elle est décédée dans un laps de temps de trois semaines après avoir présenté occlusion intestinale, phlébite et embolie pulmonaire. Toute sa famille accusait le chirurgien d'avoir commis des fautes techniques. Je traite Madame B..., depuis la mort de sa fille, pour un état dépressif et une colite jusqu'au jour où un lavement baryté met en évidence une tumeur de l'intestin. Elle est opérée en septembre avec succès et sans incident, soit un mois après son anniversaire. Actuellement sa dépression persiste mais elle est bien vivante.

Récemment, un chauffeur d'autobus de 50 ans, né le 12 mars, part le 28 février en excursion. Sans raison apparente, il quitte tout à coup la route nationale, s'engage dans un chemin vicinal et percute un arbre, provoquant la mort de son épouse et des blessures à de nombreux passagers. Un témoin de l'accident m'a raconté que le chauffeur était conscient et n'avait pas eu le réflexe de redresser le volant à la suite des injonctions répétées de son épouse. Il m'a aussi certifié que le conducteur, quelques jours avant le départ, lui avait fait part de son état de lassitude et avait envisagé le report de son voyage. Hospitalisé dans un coma profond, il décédera quelques jours après l'accident. La mort était au rendez-vous mais ce n'était pas le fait du hasard.

Une nouvelle vie peut-elle être compromise avant l'anniversaire de la mère? J'en ai craint l'éventualité.

Un soir d'été, je rencontre une de mes patientes, enceinte de sept mois, au teint resplendissant et manifestant sa joie d'enfanter. Le lendemain, coup de téléphone urgent et dramatique, cette patiente a présenté un malaise brutal et subit avec chute tensionnelle, sueurs froides. Je l'ai réanimée par un traitement de cautérisations au niveau de la projection des surrénales et du foie. Dans les trente minutes qui ont suivi, elle retrouvait le sourire et son visage florissant de la veille.

Je l'interroge pour connaître sa date de naissance. Et là encore, elle m'apprend que son anniversaire aura lieu dans 21 jours exactement. Par sécurité, j'ai fait procéder à des examens biologiques et gynécologiques qui se sont avérés strictement négatifs.

Je hais le mois de juillet! C'est sur ces paroles qu'une patiente de 63 ans me consulta un 17 juillet. C'était un après-midi de canicule propice à la sieste ou au bain de mer. Son visage était triste, défait. Elle accusait des douleurs dans tous les membres et se trouvait au bord de l'évanouissement. Elle m'a signalé que tous les ans à la même époque, elle souffrait des mêmes troubles. Son médecin généraliste, affolé, l'avait fait hospitaliser à plusieurs reprises. Bilan négatif. Diagnostic médical : état dépressif. Surprise! date de naissance : 18 juillet. Thème uranologique : rien à signaler. Après quelques soins élémentaires, en quelques jours, après son anniversaire, elle retrouve la joie de vivre.

Tous ces exemples confirment qu'il existe bien une loi circannuelle sur la morbidité préanniversaire. S'il fallait en rajouter, j'ai constaté que dans les trente dernières années, sur dix pilotes de formule 1 tués en course, sept pilotes l'ont été dans le mois qui précédait l'anniversaire, vraisemblablement par une diminution importante des réflexes (raréfaction du Feu Lumière).

D'autre part, en comsultant mes fiches d'accidents du travail, j'ai été surpris de retrouver les mêmes analogies.

Un ami assureur à qui j'ai exposé mes travaux a recherché brièvement dans ses dossiers et a confirmé la plausibilité de ma découverte.

Par ailleurs, le dialogue avec patients, porteurs d'une maladie chronique, m'a permis de remarquer que toute affection aiguë (broncho-pneumonie ou crise d'arthrose) ayant débuté dans la période du préanniversaire traîne en longueur et résiste à tous les moyens thérapeutiques classiques.

Dans le cas d'une affection rhumatismale, je demande à mes patients de rapprocher les séances d'acupuncture.

Dans le domaine des maladies du Métal comme la bronchite, les personnes nées en automne me signalent que les infections respiratoires qu'elles contractent à cette époque de l'année, mêmes traitées convenablement, évoluent vers la chronicité comme si tous les systèmes d'immunité étaient affaiblis.

Mes recherches m'on amené à établir des règles générales de prévention. Je demande systématiquement à mes patients de consulter un mois avant leur anniversaire. Les résultats à longue échéance sont positifs et durables, non seulement sur la prévention des maladies saisonnières — c'est le cas de l'ulcère duodénal au printemps (Bois), de l'angine de poitrine ou de la phlébite en mai (maladie du Feu en été) — mais aussi sur l'aggravation des affections chroniques : hypertension, diabète, cancer, ostéomyélite. A ce propos, le Professeur Jacques-André Lavier né en février m'avait signalé personnellement des rechutes fréquentes de sa maladie en janvier.

En général, pendant la période préanniversaire :

— assurer toutes les conditions hygiéniques d'un bon repos physique et moral ;
— surseoir dans la mesure du possible à toute

intervention chirurgicale qui s'avérerait être un moyen thérapeutique dangereux à un moment où l'énergie Tch'I décroît. En cas d'impossibilité, prescrire un traitement qui prévient le choc opératoire, par des hépatoprotecteurs, des substances antihémorragiques et par des tranquillisants homéopathiques.

— Prescrire impérativement la diététique des saisons :

• au printemps et en automne, supprimer pendant 21 jours les acides et les piquants et conseiller les amers et le salé ;

• en été et en hiver, supprimer les amers et le salé, et conseiller les acides, les piquants et les saveurs sucrées.

— Se faire traiter par les points d'acupuncture adaptés à la saison.

Ils ont subi le choc de la mobilité préanniversaire :

Rudyard Kipling, écrivain anglais, né le 30 décembre 1865, mort le 18 janvier 1936.

Romain Rolland, né le 29 janvier 1866, mort le 30 décembre 1944

Maréchal Joffre, né le 12 janvier 1852, mort le 3 janvier 1931

Paul Eluard, écrivain, né le 15 décembre 1895, mort le 28 novembre 1952

Jean-Jacques Rousseau, né le 28 juin 1712, mort le 2 juillet 1778

Guy de Maupassant, né le 5 juillet 1850, mort le 6 juillet 1893

Louis XIV, né le 5 septembre 1638, mort le 1er septembre 1715

Cécile Sorel, actrice, née le 7 septembre 1873, morte le 4 septembre 1966

Roland Garros, sportif, né le 6 octobre 1888, mort le 7 octobre 1918

Général Charles de Gaulle, né le 22 novembre 1890, mort le 12 novembre 1970

Conduite à tenir avant l'anniversaire

Monsieur A..., né le 15 mars 1945
Consultation préventive le 20 février

• *Diététique du printemps*

saveurs autorisées	*saveur interdites*
avant tout *salées* (sel - charcuterie - légumes secs - fruits de mer) *amères* (café - thé - riz - mouton - agneau - fromages de chèvre et roquefort).	avant tout *acides* (vinaigre - vin - alcool - agrumes - poulet - poisson - œufs - crudités) *piquantes* (moutarde - poivre - ail - lapin - cheval - gibier) *sucrées* avec *modération* (lait - beurre - miel - pâtes - pain - camembert).

• *Conseils hygiéniques et thérapeutiques*

* aérer l'habitat jour et nuit
* sorties en campagne (voir la verdure)
* jardinage
* sports en plein air
* cures thermales soufrées ou salées (Vichy)
* thalassothérapie

• Prescription de certains *oligo-éléments* (soufre - manganèse)
• *Thuya canadensis* ou arbre de vie, 2 doses 9 CH par semaine.
• 1 séance d'*acupuncture* des points de saison : le foie essentiellement.

Conduite à tenir avant l'anniversaire

Monsieur B..., né le 18 juin 1946
Consultation préventive le 25 mai

• *Diététique de l'été*

saveurs autorisées	*saveur interdites*
avant tout *acides* (vinaigre - vin - poulet - poisson - crudités - jus de fruits acides) *piquantes* (moutarde - ail - lapin - cheval, etc. *sucrées* (pâtes - pain - pizza - fruits, etc.	avant tout *amères* (café - thé - riz - agneau, etc.) *salées* (sel - charcuterie - porc - légumes secs - fruits de mer.

• *Conseils hygiéniques et thérapeutiques*

* éviter le chaud et le froid dans l'habitation et l'habillement.
* exposition progressive au soleil, source de vie et réserve d'énergie pour l'hiver.
* adapter ses heures de coucher et de lever à celles du soleil - Sports à volonté.

• Prescription d'*oligo-éléments* (manganèse - cobalt) et d'anticoagulants comme l'aspirine.
• *Thuya* 9 CH, 2 doses par semaine.
• 1 séance d'*acupuncture* pour régulariser le Feu (circulation).

Conduite à tenir avant l'anniversaire

Monsieur C..., né le 15 septembre 1947
Consultation préventive le 20 août

• *Diététique de l'automne*

saveurs autorisées	*saveur interdites*
avant tout *amères* (café - thé, etc.) *salées* (sel - charcuterie, etc.)	avant tout *piquantes* (moutarde - poivre - ail, etc.) *acides* (vinaigre - vin - poisson - crudités, etc.) *sucrées* avec modération (lait - beurre - miel - pâtes, etc.).

• *Conseils hygiéniques et thérapeutiques*

* comme au printemps, aérer l'habitat
* sports de plein air (vélo - cross)
* derniers travaux des champs

• Prescription de certains *oligo-éléments* comme manganèse, cuivre (préventif de toute infection)
• *Influentinum* 7 CH. 1 dose par semaine pendant 3 semaines (vaccin homéopathique antigrippal)
• cure de chlorure de magnésium, 20 g, 1 sachet dans 1 litre d'eau, boire 1 verre à porto le matin à jeun.
• *Thuya* 9 CH, 2 doses par semaine
• 1 séance d'*acupuncture* pour traiter les points des infections et de l'intestin.

Conduite à tenir avant l'anniversaire

Monsieur D..., né le 10 décembre 1947
Consultation préventive le 15 novembre

• *Diététique de l'hiver*

saveurs autorisées	*saveur interdites*
avant tout *sucrées* (miel - confiture - pain - pâtes, etc.) *acides* (vinaigre - vin - poulet - agrumes, etc.) *piquantes* (moutarde - poivre - ail - lapin, etc.)	avant tout *salées* (sel - charcuterie - fruits de mer, etc.) *amères* (café - thé - riz - agneau, etc.)

• *Conseils hygiéniques et thérapeutiques*

* éviter comme en été le froid et le chaud dans l'habitation et l'habillement.
* économiser son énergie par une pratique raisonnable des sports (exclure surtout à cette période les sports d'hiver, permissibles en février, au printemps chinois)
* consacrer, en dehors du travail, son temps à la pratique de la relaxation et à la lecture

• Prescription de l'aspirine, meilleur antirhumatismal
• Prescription d'*oligo-éléments* (cuivre - or - argent, 1 dose le matin)
• *Ginseng* Teinture-Mère, 2 cuillers le matin
• *Thuya* 9 CH, 2 doses par semaine
• 1 séance d'*acupuncture* : cautérisation des points des surrénales pour réveiller l'énergie générale du corps.

La logique du cosmos
Le cycle quinquennal

En se référant à la théorie des cinq éléments et à leur succession cyclique et interrompue rappelons que :
— **le Bois**, symbolisant le printemps avec sa couleur verte, il est utile de rappeler que le printemps dans la philosophie chinoise signifie le début de l'année : le Nouvel An chinois se situe aux environs du 4 février.
— **le Feu**, symbolise l'été, avec sa couleur rouge.
— **la Terre**, symbolise le milieu de l'année, avec sa couleur jaune.
— **le Métal**, symbolise l'automne, avec sa couleur bleue.
— **l'Eau**, symbolise l'hiver, avec sa couleur noire.

Il est donc vraisemblable et logique d'émettre l'hypothèse de l'existence de deux cycles :
— le cycle annuel avec sa morbidité préanniversaire, déjà étudiée, qu'indique le retour annuel à la case départ.
— le cycle quinquennal avec une morbidité reve-

nant tous les cinq ans à partir de la date de naissance, et signifiant que *toute personne sera vulnérable suivant le rythme séquentiel du chiffre cinq*.

Il existe donc cinq types humains par analogie chronologique avec les cinq éléments :

- **le type vert** dont la terminale de l'année de naissance est 0 ou 5.

La propriété physiologique de la couleur verte est d'absorber l'humidité et donc de générer la sécheresse comme le vent peut le faire.

Couleur préférentielle des années 0 ou 5 : *bleue*

- **le type rouge** (terminale 1 ou 6).

La couleur rouge élimine le froid et génère la chaleur.

Couleur préférentielle des années 1 ou 6 : orange.

- **le type jaune** (terminale 2 ou 7).

La couleur jaune combat la sécheresse et le froid et génère humidité et chaleur.

Couleur préférentielle des années 2 ou 7 : violet.

- **le type bleu** (terminale 3 ou 8) dont la couleur neutralise la sécheresse et génère l'humidité.

Couleur préférentielle des années 3 ou 8 : verte.

- **le type noir** (terminale 4 ou 9) dont la couleur supplante la chaleur et génère le froid.

Couleur préférentielle des années 4 et 9 : rouge ou jaune.

La véracité du cycle quinquennal est confirmée quotidiennement.

J'ai relevé de nombreuses observations dont voici quelques exemples et en particulier celle d'un patient méticuleux et organisé qui m'a transmis son « curriculum vitae » médical.

Exemple "o 1 :

M. B..., né le 4 mai 1925...

1930. Fracture de la hanche droite.

1935. Ostéite du fémur droit.

1940 jusqu'à 1944. Troubles articulaires de la hanche droite ayant nécessité un traitement à base de calcium intraveineux.

1945. Tuberculose pulmonaire.

Evidement total du sommet gauche.

Séjour de 36 mois au sanatorium de St.-Hilaire-du-Touvet (Isère)

1988. Ablation d'un goitre.

1990. Suspicion d'une maladie de Parkinson.

Exemple n° 2 :

M. D... né le 16 décembre 1930...

2 événements pathologiques dans sa vie.

1935. Bronchite rebelle à tous les traitements. Durée : 6 mois.

1980. Abcès du poumon avec arrêt de travail de 5 mois.

Le cycle quinquennal

S'il est vrai que la théorie des cinq éléments (Bois, Feu, Terre, Métal, Eau) constitue la loi fondamentale et intangible de la physiologie du cosmos, il est plausible d'admettre que chaque élément peut avoir une tonalité dominante suivant un rythme quinquennal et assurant la perennité de notre système vital. Ainsi est réalisée la succession de cinq années énergétiques

Année Bois
Année Feu
Année Terre
Année Métal
Année Eau

Mon expérience professionnelle personnelle confirme la réalité de ce cycle quinquennal et la prévention en sera d'autant plus ponctuelle et efficace.

Description de la Dominante pathologique annuelle du cycle quinquennal des années 1991 — 1992 — 1993 — 1994 — 1995.

Tels les cinq doigts de la main, l'homme fait partie intégrante d'un cycle quinquennal qui reflète une correspondance analogique avec la théorie des cinq éléments = Feu — Terre — Métal — Eau — Bois.

Le cycle quinquennal débute à l'élément Bois et revient au point du départ tous les 5 ans.

1991

Année Feu, de couleur rouge.

Dominante pathologique : du système circulatoire et du système nerveux central : fréquence pendant l'année de certaines affections = thrombose, phlébite, hypertension artérielle, paralysies, etc.

Prévention : modérer toute l'année la consomma-

tion des saveurs amères (café, thé, tabac, etc.) avec suppression impérative aux saisons de l'été et de l'hiver.
Remède : l'aspirine : remède préventif souverain des thromboses.
Vulnérabilité : toutes les personnes dont les années de naissance se terminent par 1 ou 6 et doublement vulnérables les natifs de la planète Mars (feu) de ces années-là.
Chromatothérapie : utilisation de la couleur orange en chromathérapie.

1992

Année Terre, de couleur jaune.
Dominante pathologique : diabète, dépression, kystes, collagénoses, déficit immunitaire.
Prévention : toute l'année éviter les saveurs sucrées en excès.
Remède : conseiller des cures fréquentes de thuya 9 ch doté de propriétés antimitotiques : c'est un médicament qui neutralise la prolifération anarchique des cellules (expérience personnelle de 10 années).
Vulnérabilité : Années de naissance 2 ou 7 et seront doublement vulnérables les natifs de Saturne de ces années-là.
Chromatothérapie : couleur violette.

1993

Année Métal de couleur bleue.
Dominante pathologique : Infections, affections pulmonaires (asthme), dermatoses (eczéma), colite.

Prévention : Par un régime, toute l'année, modéré en saveurs piquantes avec leur exclusion en automne et au printemps.
Remèdes : magnésium et certains oligo-éléments protecteurs des maladies infectieuses.
Vulnérabilité : Années de naissance 3 ou 8 et surtout les natifs de Vénus de ces années-là.
Chromatothérapie : couleur verte.

1994

Année *Eau* de couleur noire.
Dominante pathologique : Arthrose, Appareil urogénital.
Prévention : Établir un régime pauvre en saveurs salées avec exclusion en hiver et en été.
Remèdes : Ginseng, teinture Meri, aspirine, Cu-Au-Ag.
Vulnérabilité : Années de naissance 4 et 9 et surtout les natifs de Mercure de ces années-là.
Chromatothérapie : couleur rouge ou jaune.

1995

Année Bois, de couleur verte.
Dominante pathologique : Foie avec ses trois composantes : Foie, estomac, pancréas exocrine.
Prévention : Modérer toute l'année les saveurs acides avec suppression totale au printemps et automne.
Remèdes : faire des cures de radis noir et de médicaments hépatoprotecteurs.
Vulnérabilité : Années de naissance 0 ou 5 et surtout les natifs de Jupiter de ces années-là.

Chromatothérapie : couleur bleue.

Une stratégie de prévention pour l'année 1991

> Tous les patients natifs des années se terminant par 1 ou 6 doivent redoubler de vigilance et suivre scrupuleusement les conseils hygiéno-diététiques et thérapeutiques spécifiques de chaque saison.
> Il leur est recommandé de porter des habits de couleur orange ou parme.
> Chaque fois qu'un état de fatigue se prolonge démesurément, quelques séances de chromatothérapie leur seront efficacement prodiguées, suivant les caractéristiques de la théorie de la Pile (séances de 5 minutes).
> • *Orange oculaire* pour neutraliser les troubles nerveux de type colère ou sautes d'humeur.
> • *Rouge lombaire* pour stimuler les glandes surrénales, vectrices de l'énergie.
> Sérénité mentale et bien-être organique seront alors retrouvés.

La chronobiologie est appelée à l'avenir à prendre un essor important en pathologie humaine.

Les paramètres biologiques usuels — numération, formule, glycémie, urée, cholestérol, ionogramme, dosage du cortisol — seront étudiés non pas d'une manière ponctuelle mais suivant une certaine dynamique. Les résultats des examens, à jeun n'ont qu'une valeur relative mais, pratiqués à différents moments du nycthémère ou à différentes saisons, ils seront d'une plus grande utilité pour établir un diagnostic exact. L'exemple du taux de cholestérol sanguin confirme cette dernière remarque : chez la même personne, on constate des variations importantes entre l'été et le printemps, saison du foie, or le cholestérol est la résultante du catabolisme hépatique.

La chronobiologie enfin débouche sur la chronopharmacologie, qui symbolise son application thérapeutique. Contrairement à ce qui se passe pour l'instant, la prise des médicaments pour atteindre leur plus grand impact, s'effectuera à des moments précis du nycthémère ou de la saison.

La prévention par la nourriture terrestre :

la diététique des saisons

Diététique et thérapeutique préventives des saisons

Rien n'est plus monotone qu'une diététique standard avec ses interdits toute l'année. La diététique des saisons permet d'apprécier et de *consommer tous les aliments* au moment voulu.

L'exposé des règles hygiéno-diététiques des saisons est une réflexion personnelle à partir de la théorie des cinq éléments. Il sera accompagné et complété par le choix logique des médications en harmonie avec chaque saison.

Les modalités de la prévention vont à l'encontre de certaines idées reçues. On entend souvent dire : il faut exclure complètement le sel car il durcit les artères ; manger de la charcuterie donne du cholestérol ; consommer trop de chocolat fait mal au foie ; boire du vin est nuisible pour la santé, etc. En médecine chinoise, ce n'est pas vrai… à certaines saisons.

A proscrire dans cette logique la fantaisie certainement attirante mais hérétique de certaines théories diététiques comme la macrobiotique ou le végétarisme qui recommandent les crudités toute l'année ou comme l'instinctothérapie qui interdit la cuisson des aliments, en particulier des viandes. La seule réponse à donner aux adeptes de ces pratiques consistera à dire que l'Homme est un être omnivore qui peut manger de tout, mais au bon moment, c'est-à-dire, à la bonne saison.

En présence de toute pathologie, le médecin chinois recherchera toujours une erreur diététique. Confronté à une sciatique ou à une arthrite, dues souvent à une insuffisance hépatique, il établira un régime dépourvu de saveurs acides et conseillera les saveurs amères et salées. Au contraire, l'arthrose demandera un régime déchloruré et riche en aliments de nature acide ou un médicament comme l'aspirine (acide acétylsalicylique).

La durée d'un régime de saison est au minimum de 21 jours : c'est la période nécessaire pour que l'organisme soit en équilibre avec la saison. Le choix des aliments est conseillé par les conditions climatiques saisonnières.

Pour reprendre un texte du Nei Tching Sou Wen : « Le Principe des quatre saisons, modalité du *Yin-Yang*, est la base et l'origine de toute chose. » « Le sage développe son *Yang* au Printemps et en Eté, son *Yin* en Automne et en Hiver, conforme en cela aux racines mêmes de la vie. Le *Yin-Yang* et les quatre saisons sont le commencement et la fin de tout, l'explication de la vie et de la mort. S'y opposer appelle les calamités, s'y conformer évite de cruelles maladies. C'est cela le Tao, loi universelle que le Sage respecte et que l'ignorant refuse à reconnaître. »

Inspirons-nous de la bonne logique du paysan

D'après la médecine traditionnelle chinoise, les causes de la maladie résident dans une dysharmonie entre les rythmes intérieurs de l'organisme et les rythmes extérieurs saisonniers avant tout.

La diététique adaptée à chaque saison fait partie d'une thérapeutique prioritaire pour atteindre un bon équilibre physiologique. Elle est conforme à l'ancestrale bonne logique du paysan, qui consomme les produits de la ferme au moment opportun.

Elle établit qu'un même aliment peut être bénéfique à une saison donnée et toxique à une autre saison. Autant les agrumes en raison de leur acidité sont recommandés en hiver, autant ils aggravent l'hyperacidité physiologique de l'organisme au printemps. Dans ce cas précis, respecter la nature en consommant les fruits de saison ne peut nous apporter que satisfaction gustative et bien-être organique.

Si on se réfère au schéma des Cinq Eléments (schéma 5, p. 25) avec leur correspondance aux quatre saisons : le Bois au Printemps, le Feu à l'Eté, le Métal à l'Automne, l'Eau à l'Hiver, la Terre étant la référence, nous pouvons dire qu'avec un choix judicieux des aliments à chaque saison, la circulation énergétique entre les cinq éléments sera optimale. Avec une bonne Eau (système urogénital et osseux) on peut faire pousser du bon Bois (Foie). Avec du bon Bois, on peut faire du bon Feu (correspondance avec les systèmes circulatoires et nerveux). Un bon Feu produira une bonne Terre (système immunitaire). Une bonne Terre produira un bon Métal (système respiratoire). Un bon Métal produira une bonne Eau (système urogénital et osseux).

Donc, avant tout traitement médicamenteux ou acupunctural, la médecine traditionnelle chinoise donnera la priorité à la diététique des saisons, prouvant une fois de plus la correspondance harmonique entre Ciel et Terre.

La diététique occidentale, qui est basée sur l'équilibre des trois variétés d'aliments : glucides, lipides, protides et sur un apport suffisant de vitamines et d'oligo-éléments, est avant tout *quantitative* tout en méconnaissant les relations et les variations en fonction des saisons.

En revanche, la diététique chinoise, qui est modulée suivant les caractéristiques saisonnières (ne pas boire de café en été car il est nuisible à la circulation sanguine ou éviter les épices en automne qui provoquent une sudation exagérée propice au terrain infectieux), présente un aspect *qualitatif* en établissant une hiérarchie entre trois catégories d'aliments :

— les saveurs, catégories très énergisantes
— les graines un peu plus quantitatives
— les viandes les plus quantitatives et les moins énergisantes.

Correspondances

Ce sont les saveurs (l'acide, l'amer, le sucré, le piquant et le salé) qui retiendront surtout notre attention en raison de leur très grande valeur énergétique. Reportons-nous au *Nei Tching Sou Wen* : « Si le Ciel nourrit l'Homme par ses cinq influx, le Sol le nourrit par ses cinq saveurs. » Les cinq influx

Schéma 14

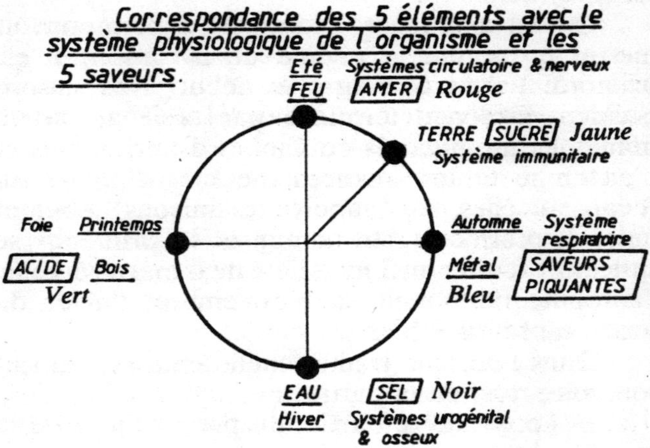

célestes pénètrent dans l'organisme par le nez et sont concentrés dans le système respiratoire et circulatoire. Au-dessus du nez, donc au niveau des yeux, les cinq couleurs entretiennent la clarté de l'esprit.

Quant aux saveurs, elles pénètrent par la bouche et sont concentrées dans les organes digestifs. Ainsi concentrées, elles renforcent les cinq influx célestes faisant circuler les humeurs et faisant la vie harmonieuse. C'est à partir de là qu'existe l'être pensant.

Le but de la diététique des saisons est la prévention.

Les aliments, en particulier les saveurs déterminées suivant les caractéristiques climatiques, évitent la survenue de certaines pathologies rythmées par les saisons : ulcère d'estomac au printemps et en automne, thromboses en été et en hiver, multiples infections en automne ou arthrose en hiver et en été.

Quand commence la saison ? Car pour pouvoir mettre en œuvre le régime de la saison, il est primordial d'en connaître le début. Nos saisons occidentales sont déterminées par les signaux astronomiques qui sont les équinoxes de printemps et d'automne et les solstices d'été et d'hiver. En revanche, chez les Chinois, les saisons débutent entre deux signaux astronomiques. Le printemps se situe du 4 février au 5 mai, l'été du 6 mai au 6 août, l'automne du 6 août au 6 novembre, l'hiver du 6 novembre au 4 février.

Dans l'optique traditionnelle chinoise, la saison comprend deux parties :

— La première partie, du premier jour de la saison au solstice ou à l'équinoxe correspond à la partie non manifestée, que j'appellerai la gestation. Ainsi, la germination des bourgeons pour le printemps, le passage de la fleur au fruit pour l'été.

— La deuxième partie, du premier jour du solstice ou de l'équinoxe à la fin de la saison correspond à la manifestation de la saison. Ainsi, la floraison pour le printemps, la maturation du fruit pour l'été.

Par analogie, la maladie peut revêtir deux aspects chronologiques d'où la nécessité d'être vigilant lors de l'apparition de certains symptômes avant l'installation de la lésion.

Les deux axes de la croix taoïste

A quels systèmes physiologiques correspondent les cinq saveurs ?

Si l'on observe la croix taoïste, il existe deux axes dans la diététique des saisons :

L'Axe horizontal

L'axe des métabolismes comprend trois éléments :

• A gauche, le Bois concerne les fonctions d'anabolisme accomplies par des organes digestifs. L'estomac qui est le broyeur des aliments, secrète des sucs gastriques acides. Le foie déverse sa bile dans l'intestin grêle. Le pancréas exocrine, au centre de l'axe et partie intégrante de la Terre, apporte des enzymes pour la digestion des graisses et des hydrates de carbone.

Le foie d'autre part constitue un important réservoir sanguin aux multiples propriétés de stockage et de distribution :

— c'est une pompe à glycogène nécessaire aux muscles et ligaments

— c'est une pompe à soufre utile à l'intégrité des muqueuses et des articulations

— c'est aussi une pompe qui dispense des substances indispensables à la coagulation du sang

— c'est enfin, une pompe qui fabrique soit des acides aminés comme l'acide glutanique nécessaire à la mémoire, soit des métalloïdes comme le manganèse, traitement de terrain des allergies.

Pour la clarté de l'exposé, la dénomination de la fonction foie à laquelle sont rattachées les *saveurs acides* réunira les trois organes cités antérieurement : estomac, foie, pancréas exocrine.

• Le deuxième élément de l'axe horizontal concerne le Métal, qui symbolise le catabolisme (destruction et élimination).

La respiration, ayant pour support le nez et les bronches, assure grâce à l'oxygène la combustion des aliments : l'évacuation intestinale en est la résultante, d'où la nécessité d'une bonne ventilation pulmonaire pour prévenir la constipation.

La peau également fait partie intégrante de la respiration : on respire par la peau comme par les bronches.

A la fonction respiratoire sont rattrachées les *saveurs piquantes*.

• Le troisième élément concerne l'élément Terre, au centre, qui participe à la défense de l'organisme par les systèmes immunitaires générés par les lymphocytes qui sont une variété de globules blancs, gendarmes du corps.

A l'élément Terre se rapportent les *saveurs sucrées*.

L'Axe vertical

Feu-Eau ou Eté-Hiver, il a une détermination double

• C'est un axe circulatoire à deux pôles : le cœur en amont et le filtre rénal en aval qui assure la permanence de la qualité de liquide circulant.

• C'est aussi un axe endocrinien à deux composantes :

— le cerveau, l'ordinateur central, véritable usine à neuromédiateurs chimiques, qui transmettent l'énergie au niveau de tout le système nerveux.

— Les surrénales qui contrôlent la synthèse des hormones mâles ou femelles ainsi que la cortisone.

Au centre, l'élément Terre participe à l'axe vertical par ses glandes endocrines : hypophyse, thyroïde et pancréas endocrine, organe important dans la régulation de la glycémie.

Les *saveurs amères* concernent l'élément Feu (cerveau et appareil cardiovasculaire). Elles résultent toutes d'un passage au feu (torréfaction comme dans le cas du café) : rien à voir avec une tisane chaude qui n'a aucune valeur énergétique.

A l'élément Eau sont rapportées les *saveurs salées* qui intéressent le tissu osseux, le système urogénital, les surrénales.

Quelles incidences sur la diététique des saisons peuvent présenter les caractéristiques saisonnières des deux axes?

Curieusement, il existe des analogies climatiques entre les deux éléments de chaque axe.

— Au niveau de l'axe horizontal, printemps et automne, les conditions météorologiques sont à peu près identiques à quelques variantes près. Elles déterminent un climat tempéré avec peu de variations thermiques entre le jour et la nuit, ainsi qu'entre l'extérieur et l'intérieur.

Au printemps, on assiste à une alternance d'éclaircies et de pluies accompagnées de vent, qui est l'élément dominant de la saison. A la sortie de l'hiver, soleil et vents pluvieux contribuent à la germination des graines puis à l'éclosion des bourgeons.

Le vent est énergisant, car il dissémine le pollen.

L'automne également, dans l'hémisphère nord, se manifeste par une période de sécheresse avec dessiccation des feuilles puis par un temps nuageux avec pluies fréquentes et installation d'une humidité ambiante dominante pour la saison.

De même que la fraîcheur printanière et

l'humidité automnale, éléments de l'axe horizontal, sont neutralisées par les éléments climatiques de l'axe vertical : chaleur et froid (par exemple une soufflerie d'air chaud ou froid assèche un parquet mouillé). Dans le domaine de la diététique, les saveurs amères (Feu) dominent les saveurs sucrées et piquantes (Terre et Métal) et les saveurs salées (Eau) dominent les saveurs acides (Bois).

— Au niveau de l'axe vertical, au contraire, la caractéristique majeure est représentée par les grandes variations de température : l'été (élément Feu) se traduit par le chaud et le froid.

Au Sahara il fait 45° à midi et 0° à minuit. Il fait chaud à l'extérieur de la maison et il fait froid à l'intérieur. Dans nos régions, l'hiver, à l'inverse, se traduit par le froid et le chaud : par exemple 5° à midi et moins 10° à minuit. Il fait froid à l'extérieur de la maison et chaud à l'intérieur.

Dans la correspondance de la diététique, il faudra, en été et hiver, éliminer respectivement les saveurs qui donnent « chaud », c'est-à-dire, les saveurs amères, et les saveurs qui donnent « froid », les saveurs salées. Logiquement, les saveurs conseillées seront les saveurs de l'axe horizontal : les saveurs acides fluidifient le sang (élément Feu), les saveurs piquantes tempèrent la chaleur de notre corps en provoquant une certaine transpiration, et enfin, les saveurs sucrées, en dominant les saveurs salées (élément Eau ou Froid), réchauffent l'organisme.

Éléments essentiels du choix des saveurs

Loi fondamentale : il convient d'éliminer les saveurs spécifiques de la saison sous peine d'aggraver la physiologie de l'organisme.

	Interdit	Autorisé
Printemps	Saveurs acides	Saveurs amères
Automne	Saveurs sucrées	Saveurs salées
	Saveurs piquantes	
Eté	Saveurs amères	Saveurs acides
		Saveurs sucrées
Hiver	Saveurs salées	Saveurs piquantes

La diététique du printemps

Le printemps, du 4 février au 6 mai, est la saison dominante de l'année car de son activité débordante dépend l'épanouissement de la nature.

Parallèlement à la montée de la sève après la germination, l'hyperacidité physiologique de l'organisme envahit tous les tissus et curieusement se normalisera à la fin de la saison. Par voie de conséquence, elle induit la périodicité des pathologies du printemps.

Un excès de saveurs acides est responsable à tous les niveaux du tube digestif, soit des aphtes, soit de l'ulcère d'estomac (toujours absent en été), soit des fistules anales (d'où un traitement par bains de siège avec de l'eau salée qui en prévient les récidives).

Un ph acide urinaire (degré d'acidité) peut se manifester par une cystite ou une vaginite amicrobienne, que l'on peut traiter localement par un savon alcalin et surtout pas acide ; secondairement, le siège de ces affections, c'est-à-dire les organes génito-urinaires, peut être colonisé par des microbes qui ont une affinité particulière pour le milieu acide.

La pathologie hépatique au printemps revêt de multiples facettes :

— Les crises de colique hépatique par présence de calculs au niveau de la vésicule sont fréquentes ; j'ai récemment traité un patient qui jour pour jour à deux années d'intervalle en avait été la victime.

— La sphère ORL ou pulmonaire, par carence de soufre, métabolisée par le foie, est souvent concernée par la survenue de rhinopharyngite, sinusite ou bronchite.

— L'insuffisance hépatique, par carence de glycogène, est à l'origine de troubles musculaires ou tendineux dans les arthrites, tendinites ou lumbagos ; à noter le cas particulier d'une amyotrophie (atrophie musculaire) chez les cirrhotiques.

C'est à elle que sont imputables les allergies de toutes sortes, dermique (eczéma), pulmonaire (asthme), médicamenteuse (intolérance aux anti-inflammatoires, antibiotiques, contraceptifs, chimiothérapie ou aspirine, etc.)

Les conjonctivites printanières témoignent d'une hyperacidité du liquide lacrymal, qui peut être neutralisée par une solution salée : le dacryoserum ; le pollen, souvent incriminé dans ces inflammations, arrive secondairement pour aggraver le tableau clinique : c'est la goutte d'eau qui fait déborder le vase.

— Les hémorragies, par carence de vitamine K et hyperacidité sanguine, prennent au printemps des aspects particuliers : épistaxis (saignements de nez) ; hémoptysie (saignements bronchiques) ou hématémèse (saignements gastriques).

— Une pathologie circulatoire est retrouvée régulièrement à cette période : elle concerne l'ictus ou attaque par hémorragie cérébrale due à une poussée aiguë et importante de la tension artérielle chez des hépatiques normotendus, dont le profil psychologique est dominé par la colère. Cette même colère fait des ravages chez les épileptiques ou les enfants sujets aux convulsions calmées énergiquement par la douche d'eau froide ou par la pratique de la natation.

La Diététique du Printemps.
Du sel, toujours du sel, encore du sel !

Les interdits

— *Les saveurs acides* : vinaigre, alcool, bière, tomates ; les agrumes : citron, pamplemousse, orange, mandarine.

— *Les graines* : le blé contenu dans le pain complet, le pain de seigle, le sarrazin.

— *Les viandes.*

D'abord les viandes sauvages des animaux à écailles (les poissons), les viandes domestiques des gallinacés (poulet, poule, coq), les œufs, les pintades, les dindes.

Attention. Les fruits et les légumes dans la médecine traditionnelle chinoise n'ont pas de valeur énergétique : les végétariens qui consomment toute l'année des fruits et des légumes crus sont en contradiction avec les lois de la nature. Autant les végétariens sont resplendissants de santé en été, saison où mûrissent la plupart des végétaux et des fruits, autant ils sont dyspeptiques et fatigués au printemps, victimes souvent d'accidents musculaires ou tendineux.

• Doivent être consommés avec modération au printemps les aliments de l'élément Terre, représentés par les glucides qui ont une finalité acide comme l'élément Bois. L'absorption d'un excès de glucides peut provoquer des troubles pathologiques très divers :

— insuffisance pancréatique, ulcérations comme les caries dentaires, les aphtes, les arthrites, les lumbagos, les entorses récidivantes : un proverbe chinois dit « les prédiabétiques sont des statues aux pieds d'argile ».

— dermatoses multiples : allergie aux piqûres d'insectes, furonculose, psoriasis, etc., infections à répétition.

Les aliments de l'élément Terre sont constitués par ordre énergétique :

— le sucre chimique, le miel, la confiture, la pomme de terre et tous les produits de farine blanche, le pain blanc, les pâtes.

— Les graines comme le maïs qui est jaune, sucré, ainsi que l'huile de maïs et la maïzena.

— Les viandes comme le bœuf, le veau et tous les produits laitiers dérivés du lait de vache : beurre et fromage. Ainsi que les escargots, les calmars, les seiches, les anguilles.

• Doivent être supprimés au printemps les aliments de l'élément Métal car ils induisent dans l'organisme une hyper-sudation dans une saison caractérisée par la fraîcheur.

La conjonction des deux éléments hyper-sudation interne et fraîcheur externe, en contradiction énergétique, peut déclencher des rhinopharyngites, sinusites ou bronchites.

Les aliments de l'élément Métal comprennent :

— les saveurs piquantes : condiment, poivre, piment, moutarde, ail ;

— les graines : flocons d'avoine ;

— les viandes : le cheval, le gibier à poils comme le lièvre, le sanglier, le chevreuil, le lapin de Garenne et le lapin domestique.

Quels sont les aliments bio-énergétiques au printemps ?

Ce sont les aliments de l'Eau et du Feu (axe vertical) qui analogiquement sont nécessaires pour les plantes et l'organisme.

La croissance d'une plante est conditionnée par le soleil et par les sels minéraux contenus dans la neige sous forme d'amoniaque et dans les engrais qui amendent la terre.

Les aliments autorisés

Sel et café à volonté ! ! !

• En premier, ce sont *les aliments de l'élément Eau*, caractérisés par le sel de nature chimique alcaline dont la propriété fondamentale est la neutralisation des acides. Ils vont comprendre :

— *D'abord les saveurs salées comme le sel, l'eau de Vichy (bénéfique pour le foie).*

L'organisme a besoin de sel comme la terre.

Le sel sera bénéfique à tous les hépatiques :

• Les alcooliques ;

• Les femmes enceintes, imprégnées d'hormones pendant 9 mois et qui grossissent démesurément.

• Le sel paradoxalement contribuera à faire maigrir toutes les femmes sous pilule dont la toxicité hépatique n'est plus à démontrer.

— *Ensuite les graines comme les légumes secs,* pois entiers ou cassés, haricots, lentilles. (C'est la période favorable pour consommer un bon cassoulet.)

Un « truc » : une olive salée supprime instantanément les brûlures gastriques.

— *Enfin, les viandes* comme la charcuterie et le porc ainsi que les coquillages ou crustacés, riches en sels minéraux nécessaires pour combattre la décalcification en particulier des femmes ménopausées.

• En deuxième position, *les aliments de l'élément Feu* apportent à l'organisme une énergie chaleur qui neutralise les effets nocifs de l'humidité ambiante en particulier au niveau de la sphère ORL ou pulmonaire.

Par ordre énergétique, ils comprennent :

— les saveurs amères : café, thé, cacao ;

— les graines : en particulier le riz au très grand pouvoir énergétique. Plus d'un milliard d'habitants en Chine se nourrissent essentiellement de riz et de thé.

— les viandes : gibier à plumes, oie, canard, mouton, ainsi que les fromages de lait de chèvre et de lait de brebis (roquefort). L'agneau a une grande valeur énergétique car il était déjà conseillé dans la Bible de le consommer à Pâques (agneau pascal).

Si la religion catholique conseille l'agneau à Pâques, c'est parce que Jésus-Christ et les douze apôtres incarnaient la fine fleur de l'intelligentsia scientifique de l'époque.

La diététique de l'automne

La saison de l'automne dans notre hémisphère nord est caractérisée à la sortie de l'été par une diminution de l'ensoleillement et par l'installation de nuages et d'une hygrométrie importante.

L'automne débute par une première période de sécheresse, puis l'air chaud et sec, qui est volatile, constitue des nuages qui, avec le refroidissement de la saison, génèrent des précipitations de pluie.

L'humidité constituera le meilleur milieu de culture des virus, bactéries ou autres champignons.

L'organisme moins éclairé par le soleil sera une proie pour ces micro-organismes.

Nous aurons donc :

• Une pathologie infectieuse virale—comme la grippe—ou respiratoire — bronchite, asthme.

Le Journal de l'Avancée médicale de juin 1989 au cours d'une journée pratique d'allergologie dirigée par le Professeur Marsac me permet de rapporter les propos suivants. Dans une étude réalisée sur la région de Provence-Côte d'Azur, ce sont les acariens et les pollens des graminées qui ont été rendus responsables de la forte incidence des maladies allergiques respiratoires de type rhinite ou asthme. En France, dans la région briançonnaise, les acariens sont plus rares en raison de l'altitude et des conditions météorologiques, la prévalence de l'asthme est deux fois plus faible qu'en plaine et la prévalence de la rhinite préannuelle trois fois moindre.

Ces données épidémiologiques sont corroborées par les tests de sensibilisation cutanée aux acariens, qui est beaucoup plus rarement retrouvée dans ces régions montagneuses par rapport aux régions situées plus bas.

L'humidité est également un facteur prépondérant et, en Colombie britannique, on a pu démontrer que les enfants vivant en zone humide ont beaucoup plus souvent des tests cutanés positifs aux acariens par rapport aux enfants vivant en zone sèche.

- Une pathologie dermatologique : l'eczéma qui correspond à une maladie respiratoire. L'humidité favorise le développement aussi des moisissures responsables des mycoses avec localisation de prédilection au niveau des plis de l'aine ou des aisselles.
- Une pathologie intestinale : colite, avec alternances de constipation et de diarrhée.

> La diététique de l'automne
> Du café, toujours du café, encore du café !

La diététique de l'automne, du 6 août au 4 novembre, est donc commandée par la dominante pathologique de la saison : l'infection.

Les interdits

- Les éléments du Métal, essentiellement *les saveurs piquantes* qui induisent des refroidissements en provoquant une transpiration excessive à une période de l'année caractérisée par la fraîcheur. Un proverbe dit : « J'ai la moutarde qui me monte au nez. » D'autre part, le lapin et le cheval sont interdits à la consommation en automne car ce sont des animaux qui ont une physiopathologie comparable à celle de l'homme : ils contractent facilement le virus de la grippe.
- Les aliments du Bois, essentiellement *les saveurs acides* dont l'organisme et le foie sont saturés à la fin de l'été, avec le risque de perturber les fonctions hépatiques.

Il convient de diminuer les aliments de la Terre, essentiellement les saveurs sucrées dont la consommation exagérée peut amener l'affaiblissement des défenses immunitaires très utiles en automne.

Les aliments autorisés

Comme au printemps, l'organisme a besoin du point de vue énergétique des aliments de l'élément Feu, avant tout les *saveurs amères* qui en dominant les saveurs piquantes préviennent les infections rhinopharyngées ou pulmonaires.

Il a besoin également des aliments de l'élément Eau et en particulier des *saveurs salées* qui sont bénéfiques dans la pathologie respiratoire, intestinale et dermique comme nous le verrons ultérieurement.

L'hygiène de vie au printemps et en automne

Les règles générales, valables pour toute saison, sont inspirées d'un texte du *Nei Tching Sou Wen* :

- Il faut vivre au même endroit et conserver les mêmes habitudes alimentaires pendant toute la vie. (Essayons de respecter le deuxième conseil au moins dans notre vie d'hommes et de femmes du vingtième siècle !)
- Développer l'aptitude à un repos réparateur et à la détente (pratique du yoga).
- Entretenir les liens affectueux de la famille qui font oublier la fatigue d'une dure journée.

Une règle propre au printemps et à l'automne stipule qu'il faut toujours aérer la maison en ouvrant les fenêtres jour et nuit étant donné qu'il n'y a pas de grandes différences de température entre l'extérieur et l'intérieur. D'autre part, l'aération ou l'oxygénation sont des remèdes de premier ordre pour les troubles respiratoires fréquents à ces deux saisons.

Les remèdes préventifs au printemps

• Raphanus ou radis noir, très riche en soufre, traite les engorgements vésiculaires et les rhinopharyngites à répétition. Posologie : une ampoule le matin à jeun.

• Les oligo-éléments.

• Le soufre oligosol peut être prescrit à la place du raphanus. Posologie : une ampoule le matin à jeun en alternance avec manganèse oligosol : élément minéral intervenant dans les mécanismes de l'allergie ; le gluconate de manganèse prévient la libération des médiateurs chimiques de l'anaphylaxie par un mécanisme proche de celui des inhibiteurs calciques. Il est utilisé comme modificateur du terrain en particulier au cours d'états allergiques. Posologie : une ampoule le matin.

• Le chlorure de sodium, remède primordial au printemps. Il est utilisé dans la désinfection nasale et surtout en la thalassothérapie. C'est l'application des vertus de l'eau de mer qui raffermit les muscles et les ligaments. Cette technique est très indiquée dans la rééducation motrice des chevaux de course. Le plancton marin riche en chlorure de sodium possède de nombreuses applications dermatologiques : eczéma ou psoriasis.

A la station thermale de Molitg-les-Bains, les eaux sulfurées sodiques sont utilisées également dans les affections respiratoires.

• Le chlorure de magnésium ou sel de magnésium. Il agit comme un modificateur de terrain en particulier au cours d'état de dystonie neurovégétative (spasmophilie). Il traite la constipation comme le suggère ce proverbe campagnard : « *Il faut se purger printemps et automne.* » Posologie : un sachet de 20 g dans un litre d'eau. Boire un verre à porto le matin à jeun.

Ce dernier remède fait la transition avec la thérapeutique préventive en automne.

Les remèdes préventifs en automne

• L'oligo-élément d'usage préventif principal est le manganèse cuivre oligosol, qui est un modificateur de terrain au cours d'états infectieux ou allergiques de la sphère ORL.

• Dans le même ordre d'idées, il conviendrait de prescrire une ampoule de cuivre oligosol, qui joue un rôle déterminant dans les pathologies infectieuses et inflammatoires.

Catalyseur de nombreuses actions enzymatiques, le cuivre intervient à deux niveaux :

— action bactéricide de contact après mobilisation hépatique massive de la céruloplasmine

— activité anti-inflammatoire grâce à ses propriétés antiradiculaires.

On observe fréquemment, au cours d'épisodes pathologiques chroniques ou aigus, une élévation importante du taux de cuivre sérique (relevé lors de bilans biologiques) qui, paradoxalement, indique la prescription du cuivre en oligothérapie réactionnelle, conformément aux travaux du docteur Menetrier.

Au stade initial du processus d'infection, l'administration de cuivre permet d'éviter le recours, parfois trop rapide et toujours « anergisant », à l'antibiothérapie.

• Le Stérogyl prescrit en automne apporte une recharge de vitamine D pour les personnes sujettes aux engelures en hiver.

La principale mesure d'hygiène de vie en automne concerne la gymnastique respiratoire, pratiquée régulièrement, une inspiration et une expiration consécutives forment une période respiratoire, pendant laquelle le pouls donne cinq battements. Cinq pulsations pour une période respiratoire sont un signe d'équilibre, et l'homme en équilibre ne sera pas malade.

Nous devons toujours avoir à l'esprit le parallélisme entre la nature et la physiologie humaine.

De même que le printemps est une saison primordiale pour l'élaboration et la croissance de la plante, de même le sel, comme les engrais, en neutralisant l'acidité de l'organisme, contribuera à stimuler le foie, véritable dispatching du corps. C'est ce qui explique que les régimes strictement sans sel au printemps dans un but d'amaigrissement peuvent avoir des répercussions catastrophiques pour l'avenir immédiat, par exemple une hépatite et également un échec sur la perte de poids. A ce dernier propos, je « collectionne » de nombreux exemples de femmes qui ne voyaient pas bouger l'aiguille de la balance et de plus se plaignaient de digestions difficiles : un foie engorgé est un obstacle à l'élimination ; inversement combien de personnes d'une certaines maigreur dévorent sans prendre de l'embonpoint, car comme dit la légende populaire : elles ont un bon foie !

Si, après l'été, l'humidité et la chute de la température ambiante sont les composantes climatiques de l'automne, le café ou le riz, qui sont les antidotes des saveurs piquantes, apporteront une énergie considérable à l'organisme à la veille de l'hiver.

Dans un régime amaigrissant au printemps et en automne, il est conseillé d'absorber au cours d'un repas, plusieurs tasses de café ou de thé accompagnées d'un sandwich suivant la pratique des sténo-dactylos ou des mannequins.

Maigrir, sans médicaments modérateurs de l'appétit est chose possible grâce au café et au sel.

Diététiques du printemps et de l'automne

Printemps : Période du 4 février au 6 mai
Automne : Période du 6 août au 4 novembre.
Durée du régime : 21 jours.

Aliments interdits

Bois

Saveurs acides : vinaigre, vin, alcool, bière, jus de fruits acides (citron, pamplemousse, orange, mandarine, tomate).
Graines : pain complet, pain de seigle.
Viandes : poissons, poulet, pintade, œufs.

Métal

Saveurs piquantes : condiment, poivre, piment, moutarde, ail.
Graines : flocons d'avoine.
Viandes : cheval, gibier à poils, lièvre, sanglier, chevreuil, lapin de Garenne et lapin domestique.

Aliments à consommer avec modération

Terre

Saveurs sucrées : sucre, miel, confiture, lait, fromages de lait de vache, beurre.
Graines : maïs, pain blanc, pâtes, pommes de terre.
Viandes : bœuf, veau, huile de maïs, escargots, calmars, seiches, anguilles.

Aliments autorisés

Eau

Saveurs salées : sel, eau de Vichy.
Graines : légumes secs, pois entiers, haricots, lentilles, fèves.

Viandes : porc, charcuterie, coquillage, crustacés.

Feu

Saveurs amères : café, thé, cacao.
Graines : riz.
Viandes : gibier à plumes, oie, canard, mouton, agneau, fromages de lait de chèvre et de brebis (roquefort).
Remarque : La médecine traditionnelle chinoise ne reconnaît pas de valeur énergétique aux légumes et aux fruits. Pour ces derniers, seule la qualité de la saveur doit être retenue.

La diététique de l'été

Le Chaud et le Froid

La chaleur épaissit le sang!
Le Soleil c'est de la nourriture!

Le corps humain en été est soumis à un intense éclairage solaire qui a une incidence sur la contractilité des vaisseaux et la coagulabilité du sang responsables de phlébites, infarctus du myocarde, embolie ou tachycardie.

L'appareil cardiovasculaire et le système nerveux central sont les cibles du soleil ; mais comme ce dernier est dispensateur d'une énergie abondante et bénéfique, nous devons veiller à adapter la diététique à l'intensité et à la quantité de l'ensoleillement.

Il ne viendrait pas à l'idée d'un Africain de consommer une choucroute ou de boire deux litres de café par jour ; du poisson, une noix de coco, quelques fruits et légumes sont largement suffisants pour son équilibre physiologique.

L'Eté, c'est le chaud mais aussi le froid : il existe de grandes différences de température entre le jour et la nuit et entre l'extérieur de la maison et l'intérieur. Ces deux composantes climatiques de l'été conditionnent de nombreuses perturbations pathologiques.

Qui ne se souvient de s'être levé un matin avec un torticolis alors que la veille, un soir d'été, il conduisait une voiture toutes vitres ouvertes ?

Qui n'a jamais toussé au cours d'une chaude nuit d'été lorsqu'il a négligé de dormir en pyjama ?

Qui n'a pas un jour eu de la diarrhée après avoir absorbé une boisson trop glacée ?

Qui, enfin, n'a pas souffert de violentes coliques néphrétiques au cours d'un voyage estival après avoir abondamment transpiré et surtout après avoir négligé de s'arrêter pour se désaltérer et se réhydrater ?

Le chaud et le froid peuvent être le starter de nombreuses pathologies.

Au premier chef seront concernés les troubles circulatoires comme les thromboses (le sang en été, c'est du « boudin ») ou l'insuffisance veineuse avec jambes lourdes par stagnation du sang.

L'arthrose cervicale ou lombaire survient fréquemment chez les personnes exposées aux rayons ardents du soleil de midi et commettant le soir l'erreur de sortir légèrement vêtues, elles souffrent atrocement le lendemain de cervicalgies ou de lombalgies. Dans d'autres domaines comme les affections pulmonaires ou digestives, les virus ont bon dos !

Combien de bronchites ou de gastro-entérites estivales sont cataloguées virales, alors que le *primum movens* (le principal responsable) est l'effet de chaud et de froid ? Les virus interviennent secondairement sur un terrain affaibli.

Combien de faux ulcères du duodenum sont diagnostiqués chez les grands buveurs de café ou gros fumeurs ? sachant que la caféine et le tabac à cette période de l'année provoquent des spasmes du tube digestif.

Comment se nourrit-on en été ?

> La diététique de l'été
> Haro sur le café et le sel !

Les interdits

La diététique de l'été vise à éliminer les aliments responsables du chaud et du froid.

• Les aliments responsables du chaud sont par ordre énergétique :

— les saveurs amères : café, thé, cacao, tabac

— les graines : le riz

— les viandes : gibier à plumes, oie, canard, mouton, agneau

— les fromages de lait de chèvre ou de brebis (roquefort).

Il y a quelques années, j'ai traité un enfant de neuf ans, d'origine réunionnaise, qui se plaignait tous les étés de violentes migraines ; son visage affichait une couleur pivoine. Après un interrogatoire rigoureux sur les habitudes alimentaires, je lui ai interdit pendant la saison le riz (aliment de l'élément Feu) et la suite a été sans équivoque : les migraines ont disparu comme par enchantement !

De même, le café et le tabac peuvent avoir une très grande nocivité sur le psychisme (Feu lumière).

C'est le cas de quelques malades mentaux, gros consommateurs de café et de tabac, qui tous les étés présentaient des récidives de bouffées délirantes.

Il est important de comprendre qu'en été toute personne sujette à une insuffisance cardiaque ou à l'hypertension artérielle, et soumise à une thérapeutique adéquate, présente de grands risques si elle consomme beaucoup de café ou si elle fume inconsidérément.

Les médicaments ne peuvent être efficaces si la prévention n'est pas respectée.

• Les aliments responsables du Froid par ordre énergétique :
— les saveurs salées : sel, eau de Vichy
— les graines : légumes secs, pois entiers, fèves, haricots, lentilles
— les viandes : porc, charcuterie, coquillages, crustacés.

C'est pourquoi Mahomet, qui était avant tout un savant, avait raison d'interdire la consommation du porc à cette saison.

La consommation du sel qui a la propriété de retenir l'eau et de conserver le froid, entraîne des œdèmes circulatoires au niveau des membres inférieurs, et peut aggraver la tension artérielle et secondairement provoquer une insuffisance cardiaque.

Il ne viendrait à l'esprit de personne de savourer une choucroute par une température élevée.

Les aliments autorisés

En été, une bière bien fraîche c'est un médicament !

• Avant tout *les saveurs acides* qui fluidifient le sang au même titre que l'aspirine dont la dénomination chimique est l'acide acétylsalicylique.

Le vinaigre peut abondamment arroser les salades.

Les jus d'orange ou de pamplemousse sont des stimulants au petit déjeuner.

Une bière de bonne qualité ou un bon verre de vin frais rafraîchissent le gosier par temps de canicule.

Les viandes comme le poulet, la pintade et le poisson sont recommandées en été.

Le pain complet ou le pain de seigle ont des vertus laxatives comme l'huile d'olive fraîche.

• A la place du sel, l'assaisonnement fera appel aux *saveurs piquantes* qui créent une sudation intense et bénéfique à l'organisme soumis à la chaleur torride de l'été et paradoxalement les saveurs piquantes sont les aliments de prédilection des contrées chaudes du globe.

On les trouve dans la moutarde, le poivre, l'échalotte, l'oignon ou l'ail (grande vertu sanguine) ou les aromates : basilic, gingembre, giroflée, muscade, sarriette, etc.

• A ne pas oublier les *saveurs sucrées* qui neutralisent les saveurs salées.

La ménagère confectionnera des pâtes ou des pizzas, aliments de base en Italie qui est un pays chaud.

Par ailleurs, elle proposera des brochettes de bœuf ou de veau sans oublier les escargots ou les calamars à l'armoricaine.

Les fruits de saison ou les glaces apporteront une note de fraîcheur à la fin d'un repas.

A ce propos, il faut noter une petite réserve : j'ai constaté en fin d'été chinois (du 20 juillet au 6 août) une recrudescence de gastro-entérites, d'allergies aux piqûres d'insectes, des lombalgies et des états dépressifs. Le dénominateur commun de ces affections est l'abus de consommation de glucides contenus dans les fruits ou autres aliments. A cette époque de l'année, le fruit (pêche ou abricot) passe de l'état de maturation à celui de pourrissement : la nature est envahie par le sucré qui est responsable de certaines pathologies étudiées au niveau de Saturne, en particulier le cancer retrouvé fréquemment à cette époque ou parfois les états dépressifs.

A la fin de l'été chinois, la nature bascule du *Yang* au *Yin* : printemps et été étant les saisons *Yang* alors que automne et hiver sont les saisons *Yin*.

Parallèlement au pourrissement qui caractérise les saisons yin dans la nature, j'ai été surpris d'observer en quelque sorte un « pourrissement », une dégradation physique sous forme de diabète ou de cancer ainsi qu'une dégradation psychique se traduisant par des dépressions et des suicides.

La diététique de l'hiver

Le Froid et le Chaud ! Tout comme l'été, la diététique sera modulée suivant les caractéristiques climatiques du Froid et du Chaud. Il fait froid à l'extérieur de la maison et chaud à l'intérieur avec de très grandes différences de température entre minuit et midi.

Si l'arthrose ou les troubles uro-génitaux sont les affections couramment rencontrées en hiver, les troubles circulatoires sont induits par le froid qui crée une vasoconstriction responsable d'une hypercoagulabilité du sang pouvant entraîner un syndrome de Raynaud ou des phlébites, infarctus du myocarde ou embolies.

D'autre part, certaines glandes endocrines comme l'hypophyse et les surrénales sont insuffisamment stimulées par le soleil faisant apparaître une grande lassitude : d'où l'intérêt de partir en vacances à la saison hivernale, à condition de ne pas dépenser trop d'énergie sous peine d'accidents en particulier de ski (fragilité des os en hiver).

La diététique de l'hiver
Du sucre, toujours du sucre, encore du sucre !

Les interdits

— La diététique de l'hiver vise à supprimer : tous les aliments responsables du froid, en particulier *les saveurs salées* comme le sel, les viandes comme le porc et ses dérivés, la charcuterie, ainsi que les fruits de mer.
Remarque : Les huîtres consommées copieusement au réveillon de Noël provoquent des gastro-entérites non en raison de présumés germes mais à cause du sel qui entraîne une inflammation intestinale de type diarrhée survenant chez des personnes affaiblies par le froid de la saison.

— *les saveurs amères* comme le café, le thé ou le tabac, qui, conjointement aux saveurs salées, conditionnent toute la pathologie hivernale du Froid et du Chaud : circulatoire et rhumatismale.

Les aliments autorisés

La diététique de l'hiver conseille : La Terre (sucre) domine l'Eau (sel).

— *les saveurs sucrées* contenues dans le miel, la confiture, les pâtes ou certaines viandes comme le bœuf, en neutralisant les aliments salés, ont la propriété de réchauffer l'organisme.

— *les saveurs acides* comme le vinaigre,

l'alcool et certains fruits de saison comme les oranges, les mandarines ou les pamplemousses.

A propos de boissons alcoolisées, personne n'ignore qu'elles sont consommées en quantité abondante dans les pays froids (vodka pour la Russie) tout comme les graisses (en Laponie) qui, curieusement, sont indiquées dans le traitement de l'hypercholestérolémie (huile de saumon). L'alcool et les graisses sont une source de chaleur pour l'organisme.

— *les saveurs piquantes* se substituent aux saveurs salées dans l'alimentation et ainsi tempèrent les effets nocifs du Froid et du Chaud, apportant un équilibre thermique. Le gibier est la viande de choix de l'Hiver.

L'hygiène de vie en été et en hiver

L'hygiène de vie de l'été

— Fermer les volets en espagnolette dès le matin pour conserver une ambiance tempérée dans la maison.

— Le soleil à profusion recharge notre corps comme une pile, avec la possibilité d'activités multiples sans entraîner une grande fatigue et, bien au contraire, permet une récupération rapide de nos forces.

— Choisir cette saison pour s'arrêter facilement de fumer, car aspirer de l'air chaud en fumant incommode autant que l'air chauffé par le soleil.

— Ne pas omettre de s'habiller chaudement le soir en raison de la fraîcheur extrême et de la traîtrise des nuits d'été.

— Maigrir sera chose facile, car en raison de l'apport énergétique considérable du soleil, une alimentation hypocalorique devra être conseillée et fera appel aux crudités largement assaisonnées, au poulet, aux œufs ou au poisson, au régime sans sel et l'obésité sera vaincue facilement!

— Eviter les expositions trop prolongées au soleil car cet astre peut être dangereux pour la peau, à l'origine de nombreux cancers. On peut reprendre à ce sujet un texte du *Nei Tching Sou Wen* : « Un feu intense amène l'énergie à décliner alors qu'un feu discret la renforce. »

Les remèdes préventifs de l'été

Le remède souverain de l'été est l'aspirine qui a une double application : rhumatologique par la sédation des douleurs (effet *cortisone-like* c'est-à-dire semblable à la cortisone), sanguine aussi en fluidifiant le sang, prévenant tous les phénomènes de thrombose.

Sous le titre « Une molécule toujours d'actualité », un article récent du *New England Journal of Medicine* rapporte les résultats d'une étude menée chez 1 244 personnes ayant une fibrillation auriculaire. Les patients qui ont pris tous les jours de l'aspirine ont fait deux fois moins d'accidents vasculaires cérébraux. Un consensus semble de plus en plus se dégager quant à l'intérêt de l'aspirine dans la prévention tant des accidents vasculaires cérébraux qu'ils soient d'origine embolique ou ischémique, que de l'infarctus du myocarde en cas d'angor instable.

Certains oligo-éléments sont conseillés préventivement :

— Cobalt oligosol : élément minéral à effet relaxant des muscles lisses et pouvant être qualifié de spasmolytique ; c'est un remède du stress qui est la cause déclenchante souvent de l'angine de poitrine.

— Cuivre or argent oligosol : utilisé comme modificateur du terrain au cours d'états asthéniques ou rhumatisants. Posologie : alternance d'une ampoule le matin à jeun par voie sublinguale de cobalt oligosol avec une cuiller-dose de cuivre-or-argent.

Quelques médicaments homéopatiques peuvent être recommandés avant les vacances de l'été :

Apis mellifica :

— Préventif et curatif des piqûres d'insectes en particulier abeilles, guêpes, moustiques avec douleur, rougeur, chaleur, tumeur.

— Peut également calmer les douleurs inflammatoires, résorbe l'œdème et favorise l'élimination par les urines en augmentant la diurèse.

— Il peut atténuer les allergies solaires car il est efficace sur les douleurs piquantes et brûlantes améliorées par le froid.

Belladona :

— La Belladone ou *atropa belladonna* fait partie de la famille des Solanacées. A dose homéopathique, elle traite les états congestifs avec peau et face très rouges, ainsi que les tempéraments sanguins qui ont une propension à transpirer exagérément et seront victimes des incidents du chaud et du froid : coryza, bronchite ou coliques néphrétiques.

Hygiène de vie de l'hiver

— Se protéger contre le froid par des vêtements chauds et dans la maison ; il convient de fermer les fenêtres afin d'éviter les déperditions de chaleur.

— Il faut suivre le rythme solaire en se couchant tôt et se lever tard.

— Prendre préférentiellement des vacances à cette saison plutôt qu'en été de manière à économiser son énergie.

— Consacrer la majeure partie de ses loisirs à la lecture, la réflexion ou la méditation.

Les remèdes de prévention de l'hiver

— Ce sont les mêmes oligo-éléments qu'en été, c'est-à-dire le cuivre, l'or, l'argent et le cobalt.

— L'aspirine sera largement indiquée dans le traitement de l'arthrose.

— Enfin, la racine d'une plante chinoise, le ginseng, a retenu mon attention. Elle a la propriété de traiter les raideurs articulaires et les contractures. C'est la plante spécifique de l'Eau et du Feu ; c'est un stimulant général, intellectuel et physique : il a expérimentalement la propriété d'inhiber le tremblement extrapyramidal (action sur le système nerveux central) et aurait un effet sur la genèse de l'adrénaline ou des gamètes (ovules et spermatozoïdes). Il a été prescrit par les Chinois depuis l'Antiquité comme élixir d'immortalité et potion de longévité.

En conclusion

L'Homme ne doit jamais perdre de vue que pour atteindre son équilibre énergétique, il doit se conformer toujours aux influences bénéfiques et qualitatives du Ciel.

Se nourrir conformément à la saison sera une marque de sagesse et de garantie pour un bon équilibre physique et psychique.

Diététiques de l'Eté et de l'Hiver

Eté : période du 5 mai au 5 août
Hiver : période du 4 novembre au 4 février
Durée du régime : 21 jours

Aliments interdits
Feu
Saveurs amères : café, thé, cacao, tabac
Graines : riz
Viandes : gibier à plumes, oie, canard, mouton, agneau, fromages de lait de brebis (roquefort) et de lait de chèvre.

Eau
Saveurs salées : sel, eau de Vichy
Graines : légumes secs, pois entiers, haricots, lentilles
Viandes : porc, charcuterie, coquillages, crustacés.

Aliments autorisés
Bois
Saveurs acides : vinaigre, vin, alcool, bière, jus de fruits acides (citron, pamplemousse, orange, mandarine, tomate).
Graines : pain complet, pain de seigle.
Viandes : poissons, poulet, pintade, œufs.

Métal
Saveurs piquantes : condiment, poivre, piment, moutarde, ail.
Graines : flocons d'avoine

Viandes : cheval, gibier à poils, lièvre, sanglier, chevreuil, lapin de Garenne et lapin domestique.

Terre
Saveurs sucrées : sucre, miel et confiture (hiver), lait, fromages de lait de vache, beurre.
Graines : maïs, pain blanc, pâtes, pommes de terre.
Viandes : bœuf, veau, huile de maïs, escargots, calmars, seiches, anguilles.

La Prévention par la nourriture céleste : la chromatothérapie

Ces couleurs qui nous guérissent

La Lumière et l'Esprit qui règnent, l'une dans l'Univers physique, l'autre dans l'Univers moral, sont les plus hautes énergies indivisibles qui se puissent penser.
(*Traité des couleurs* de J.W. Goethe, 1810)

D'après Goethe, la couleur est la forme sous laquelle la nature s'offre au sens visuel.

« Pour naître, la couleur exige lumière et obscurité, clarté et ombre ou si l'on veut user d'une expression plus générale, lumière et non-lumière. La couleur la plus proche de la lumière est celle que nous nommons jaune, la plus proche de l'obscurité celle que nous désignons par le mot bleu. »

Aucune couleur ne peut être considérée comme stabilisée. L'épaississement ou l'assombrissement des couleurs jaune ou bleu peut provoquer un nouveau phénomène : la coloration rougeâtre. Celle-ci peut s'intensifier si bien que l'on y reconnaît à peine le bleu et le jaune primitifs. Cependant, le rouge le plus intense et le plus pur peut être produit lorsqu'on réunit les deux nuances terminales du rouge-jaune et du rouge-bleu.

C'est ainsi que l'apparition et la production de la couleur peuvent être comprises de façon vivante. C'est sur ces recherches que J.W. Goethe a établi le cercle des couleurs qui montre les couleurs de base avec leurs couleurs complémentaires.

Avoir un bon teint !

Le *Nei Tching Sou Wen* nous rapporte que l'examen d'un malade exige l'observation de son teint, qui renseigne sur l'état de l'énergie.

« Le teint rouge doit tendre au vermillon clair et non à l'ocre. Le teint blanc doit tendre à la couleur de la plume d'oie et non à celle du sel. Le

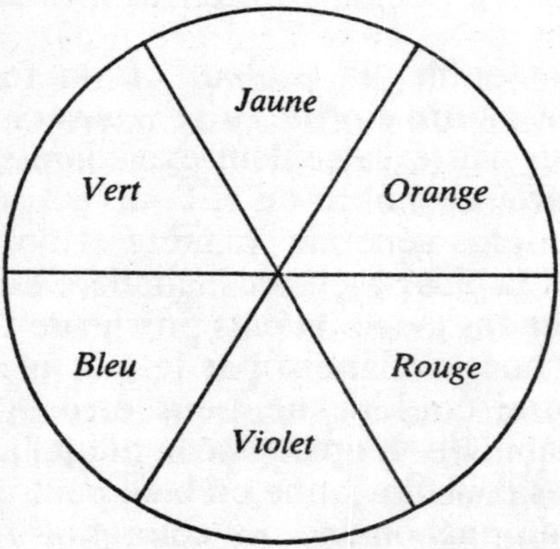

CERCLE DES COULEURS DE J.W. GOETHE

Schéma 15

teint vert doit tendre à la couleur de gemme des eaux dormantes, et non au verdâtre. Le teint jaune doit tendre à la couleur du filet à oiseaux et non à celle du limon. Le teint noir doit tendre à la couleur d'une laque épaisse et non à celle des terres verdâtres.

Il faut définir le teint à l'aide de ces différentes comparaisons, pour savoir si le malade survivra ou non. » L'aspect coloré du visage du patient éclaire en effet le médecin dans son exercice quotidien. Celui-ci peut être confronté à des patients au teint olivâtre dénotant une jaunisse, parfois au teint rubicond propre au type sanguin et congestif ou au teint pâle des anémiés. D'autres fois encore, nous rencontrons le teint cireux et le visage bouffi de l'insuffisant rénal ou le teint terreux du cancéreux... quand ce n'est pas le teint cadavérique et livide du moribond.

En un mot comme en cent, nous portons les couleurs de notre santé sur notre visage ; c'est, sans toujours le savoir, le premier indice de notre vitalité que nous donnons à nos interlocuteurs. Ne trahissons pas ainsi nos faiblesses mais mettons en valeur nos atouts.

Le Pouvoir des couleurs!

Dans sa thèse de doctorat (Université de Lille, 1977) le Docteur Patrick Martin fait état des expériences de Finsen et de Bic.

Il rapporte que des radiations bleues et violettes tuent certaines bactéries, que la lumière rouge stérilise le streptocoque, le staphylocoque et le bacille diphtérique. On sait aussi que des concombres cultivés sous lumière rouge ont une croissance plus importante ; le bleu augmente la teneur en vitamine C dans les feuilles.

Les œufs de poissons éclosent dans un délai qui dépend de la couleur de la lumière. Ainsi les œufs de *lentigo vulgaris* éclosent en trois jours dans un vase bleu, en deux jours dans un vase rouge ou jaune, en 23 jours dans un vase vert, et en 53 jours dans un vase violet.

Les couleurs associées à d'autres thérapeutiques contribuent à stimuler notre énergie vitale et à nous permettre ainsi de nous soigner. Les propriétés curatives de la lumière s'expriment dans de nombreux domaines de la pathologie humaine. Qui ne connaît l'influence bénéfique de la lumière bleue sur l'ictère physiologique des prématurés ? Cette technique est actuellement admise dans toutes les maternités. Qui peut nier le pouvoir destructeur des virus par la lumière solaire quand on constate la raréfaction des infections virales par temps sec et chaud ? Pourquoi les grands brûlés de Lyon sont-ils plongés dans l'obscurité et pourquoi leurs lits sont-ils de couleur noire ? Parce que cette couleur contribue à éteindre le feu de la brûlure.

En 1985, un médecin mexicain avait découvert un traitement des brûlures par l'écorce d'un arbre qui était de couleur noire. S'il en attribuait l'efficacité à la composition chimique de l'écorce, en réalité je crois bien que c'est la couleur noire de cette dernière qui neutralise la couleur rouge de la peau brûlée. J'irai même plus loin. Comment ne pas imputer la couleur noire des Africains à l'adaptation de la peau au rayonnement solaire intensif ? Preuve en est puisque leur face palmaire est blanche. De même les Noirs immigrés aux Etats-Unis depuis trois siècles voient leur peau « blanchir » et prendre la couleur « café au lait ».

L'art de traiter par les couleurs se nomme chromatothérapie et se définit comme la thérapeutique par les rayonnements colorés du spectre visible de la lumière qui vont du violet au rouge.

Le mérite des recherches modernes revient au Docteur Christian Agrapart qui a constitué le C.E.R.E.C. : Centre d'Etude et de Recherche sur l'Energétique et la Couleur. Il a démontré que la thérapie repose non pas sur des couleurs, sensations cérébrales, mais sur des longueurs d'ondes, couleurs énergies, traduites par les photons qui sont des ondes électromagnétiques de fréquence 4 × 10 puissance 14 Hertz à 7,5 × 10 puissance 14 Hertz. Les rayonnements colorés sont perçus par les cellules rétiniennes, certaines sensibles au bleu, d'autres au rouge et les troisièmes au vert. Au niveau de ces cellules, l'arrivée des photons constitue un stimulus qui active l'émission d'un signal. C'est le nerf optique qui conduit ce signal vers le système nerveux central qui intègre et interprète ces données. La chromatothérapie agissant sur l'épiderme (peau) utilise les filtres colorés dont la bande spectrale est le plus proche possible des zones de sensibilité de la rétine.

Les animaux ne sont pas étrangers à l'influence des couleurs.

Il existe dans la région parisienne un Hotel-Pension trois Etoiles pour chiens et chats.

Les couleurs de l'habitat, écuelle comprise, et de l'environnement ont été judicieusement sélectionnées pour créer une atmosphère d'harmonie et de bien-être, à tel point que certains pensionnaires, de retour au bercail après les vacances de leurs maîtres, font une fugue et y retournent.

La chromatothérapie cutanée

Les rayonnements colorés n'ont pas un effet de surface comme les infrarouges ou les ultra-violets mais provoquent des réactions physiologiques avec répercussion en profondeur. L'action n'est pas seulement locale mais globale et l'efficacité du traitement est souvent atteinte au 3e ou 4e jour.

La technique utilisée réside dans l'utilisation d'une lampe halogène munie de fibres optiques qui projettent directement les couleurs sur la région malade.

La chromatothérapie cutanée vise à renforcer les défenses de l'organisme face à certaines agressions climatiques comme le froid, la chaleur, l'humidité et la sécheresse.

A l'agression d'une énergie froide, répondent des réactions physiologiques au niveau de la peau :

— en superficie on a une réaction chaleur ;

— en profondeur une réaction humidité.

En pratique, une pathologie due au froid sera résolue grâce à l'apport de chaleur par l'utilisation du rouge irradié pendant quatre minutes suivi du vert d'une durée de dix secondes quatre fois de suite. En effet, le vert est une couleur complémentaire du rouge potentialisant son efficacité.

On peut ainsi traiter quelques affections classiques comme les engelures, les coliques néphrétiques ou les crises d'arthrose à propos desquelles il est connu que l'apport local de chaleur par le mouvement ou le massage fait disparaître le froid.

Le rouge est très efficace car il provoque de la chaleur en superficie et de l'humidité en profondeur qui imprègne les cartilages et permet ainsi la mobilité de l'articulation.

• Au contraire, à l'agression par une énergie chaude, l'organisme répond en superficie par une énergie froide et en profondeur par une énergie sécheresse.

Toute pathologie de type chaud sera traitée par de l'orange irradié pendant quatre minutes, suivi du bleu exposé de façon brève dix secondes quatre fois de suite.

Il faudra y songer dans le cas de phlébites, brûlures cutanées, insolations, zona et dans les rhumatismes inflammatoires de type arthrite où l'orange prolongé agit en apportant du froid en superficie et de la sécheresse en profondeur, ce qui élimine toute collection de liquide au niveau de l'articulation.

• A l'agression d'une énergie humidité, on a les réactions suivantes : en superficie, une énergie sécheresse ; en profondeur, une énergie froide.

Toute pathologie de type humidité sera exposée au vert irradié pendant quatre minutes, suivi du rouge bref.

Elle intéressera toutes les affections s'accompagnant de rétention d'eau : telles qu'œdème, cellulite, hydarthrose. Les personnes sujettes à des transpirations excessives tireront un bénéfice important de la couleur verte qui absorbe l'humidité. On peut mettre en parallèle ce phénomène avec la couleur du gazon anglais dont la tonalité est supérieure à celle du gazon français : ce qui peut paraître une boutade à des fondements scientifiques.

• A l'agression d'une énergie sécheresse, les réactions seront en superficie une énergie-humidité et en profondeur une énergie-chaleur. Toute pathologie sécheresse au niveau de la peau sera traitée par du bleu irradié pendant quatre minutes, suivi d'orange bref. Elle concernera surtout les affections de la peau comme les rides (penser aux hommes « bleus » du Sahara), les eczémas ou l'herpès. A propos de la dermatose, le Parkipan, de couleur bleue, fait merveille. Ce produit a fait l'objet d'un article dans *Le Quotidien du Médecin* dont l'auteur attribuait les vertus curatives à sa formule chimique ; quant à moi, en réalité, je pense que c'est sa couleur qui guérit !

• Pour traiter des lésions de sécheresse et de froid, on utilisera du jaune prolongé associé à du violet bref.

• Enfin pour traiter des lésions de chaleur et d'humidité, on irradiera par du violet prolongé suivi de jaune bref, dans le cas d'abcès par exemple.

La chromatothérapie oculaire. Ou voir la vie en rose !

Une phrase du *Nei Tching Sou Wen* nous éclaire : « Au-dessus du nez, donc au niveau des yeux, les cinq couleurs entretiennent la clarté de l'Esprit. » Le psychisme et ses déviations pathologiques seront la cible de la chromatothérapie oculaire.

Certaines perturbations nerveuses comme *l'insomnie* ou *la colère*, qui traduisent un excès de chaleur au niveau cérébral, *sont traitées efficacement par l'orange*, couleur sédative, appliquée de façon prolongée. Ainsi les insomniaques ou les coléreux auraient intérêt à choisir une tapisserie de couleur orangée pour leur chambre à coucher et se relaxer dans l'obscurité en fixant le soir un spot orange pendant cinq minutes. Quelle économie de neuroleptiques ou d'hypnotiques de tous genres pour le patient et quelle économie d'argent pour la société !

Au contraire, *une angoisse* par accumulation d'humidité au niveau de la tête, sera *apaisée par un spot de couleur verte.* Six semaines à raison d'une séance par semaine sont nécessaires pour obtenir des améliorations durables. Après chaque séance, les patients sont tout de suite libérés de leurs mains moites et retrouvent le calme intérieur. Cette technique concerne aussi toutes les victimes du trac, étudiants en préparation d'examens, professeurs et orateurs, sans oublier les hommes politiques. Elle donne par ailleurs d'excellents résultats dans le sevrage tabagique. Une séance par semaine pendant un mois peut faire passer une consommation de trente cigarettes par jour à trois, soit une division par dix de la consommation. Fumeurs invétérés, à vos spots verts ! mais sachez rester patients et surtout réguliers dans votre thérapeutique.

Dans certaines circonstances douloureuses de la vie, telles que le décès d'un être cher ou le divorce, de celles qui induisent des chocs affectifs intenses responsables d'un *état dépressif, l'apaisement vient des couleurs chaudes, le jaune ou le rouge*. C'est le moment de changer tentures et draps, même si c'est au grand dam de la famille et des conventions car « le noir est de circonstance ». Si vous voulez garder du tonus et « vous en sortir », n'hésitez pas à faire ce sacrifice au conformisme.

Dormez dans des teintes lumineuses et gaies, habillez vos canapés de couleurs vives, créez une ambiance chaude et vivez le moment présent en vous regénérant par la couleur. Il me vient en mémoire le souvenir d'une veuve corse qui, à chaque anniversaire de la mort de son époux, changeait non seulement les papiers peints qu'elle égayait mais modifiait aussi l'emplacement du mobilier, évitant ainsi une longue période de tristesse.

Il suffit parfois de peu de choses. Certaines psychoses maniaco-dépressives mineures peuvent être améliorées par l'application prolongée de rouge qui, en quelques séances, peut transformer Jean qui pleure en Jean qui rit. Dans certains cas, la chromatothérapie, c'est vraiment voir la vie en rose !

Le Professeur Jean Ades de l'Hôpital Louis Mourier à Colombes a conclu à deux constats : certains malades avaient un état dépressif très localisé dans le temps, et cet état correspondait à la diminution de la durée d'éclairement dans une année.

Le Docteur Hakim Kreis à l'Hôpital Sainte-Anne à Paris, a suivi dix-huit patients depuis quatre années. Ils ont été soumis pendant trois semaines à un éclairage par une lumière allant de 300 lux à 3 000 lux de 6 h 30 à 10 h et de 16 h 30 à 22 h. Les résultats sont très satisfaisants : la symptomatologie dépressive s'améliore, mais dès que le traitement est interrompu, les effets positifs s'estompent.

Pourtant, dit le Docteur Kreis, nous sommes certains que la photothérapie est le traitement dont ont besoin les malades.

L'écueil majeur est donc la rapidité de la rechute.

Un travail de prévention est-il possible? Le Docteur Lesur, assistant du Professeur Ades, suggère qu'une thérapeutique préventive avant et après l'automne, est parfaitement envisageable.

D'autre part, aux Etats-Unis, cette dépression saisonnière a trouvé une justification scientifique comme le rapporte un article du *Journal International de Médecine* : « La lumière sur ceux qui se sucrent ».

Le « trouble saisonnier de l'humeur » (en anglais *Seasonal Affective Discorder* ou SAD) n'était, il y a encore quelque temps qu'une curiosité psychiatrique rendant compte de certaines formes de dépression rythmée par les saisons, exacerbée en périodes automno-hivernales.

Non seulement le SAD a maintenant atteint le statut de forme clinique bien codifiée de la dépression, relativement fréquente (au moins 1/1000 habitants en Amérique du Nord, certainement plus en zone urbaine) mais sa physiopathologie fait l'objet de recherches intenses et passionnantes. C'est ainsi que Richard et Judith Wartman, de l'Institut de Technologie du Massachusetts (USA), ont pu mettre en évidence les relations étroites entre ce syndrome et la sécrétion de mélatonine (hormone produite par l'épiphyse) d'une part, ce syndrome et l'attirance pour la consommation de glucides d'autre part » (*Scientific American/ Pour la Science* n° 137).

Ces chercheurs ont en effet établi que la sécrétion de mélatonine chez l'homme est cyclique et dépend de la photopériode (durée d'exposition à la lumière). La lumière a deux effets sur la mélatonine : d'une part, elle impose le rythme de sa sécrétion (que l'on peut donc inverser artificiellement), d'autre part, la lumière peut inhiber totalement la sécrétion de mélatonine quand elle est ininterrompue d'où l'efficacité de la « luxthérapie » (exposition à des lumières intenses au moyen d'écrans spécieux) dans le SAD. L'excès de mélatonine serait à l'origine de la dépression saisonnière.

Par ailleurs, les deux chercheurs ont étudié les variations de l'humeur chez les individus ayant une attirance particulière pour les glucides et ont montré que ces sujets étaient nettement prédisposés à la dépression, et présentaient une symptomatologie proche des patients souffrant de SAD, l'attirance pour les sucres obéissant également à une certaine périodicité. De plus, les déprimés consommateurs de glucides sont traités avec succès par luxthérapie, ce qui permet de réduire leur consommation de glucides. Inversement, une forte proportion de patients souffrant de SAD ont des troubles alimentaires proches des consommateurs de glucides : environ 80 % des cas. L'hypothèse actuelle est qu'il existe une régulation biologique de l'humeur liée à la sécrétion de mélatonine d'une part, et à la sécrétion de sérotonine d'autre part, elle-même liée à la consommation de sucres, sans que l'on connaisse précisément les rouages de cette régulation. Ces données éclaireront-elles nos horizons thérapeutiques, y compris dans le domaine de l'obésité ?

Une autre application de la photothérapie concerne les ouvriers exerçant le travail posté : postes du matin, d'après-midi et de nuit avec deux jours consécutifs de repos à chaque changement de période. Ce décalage est à l'origine d'un certain trouble de conséquences psychologiques et physiologiques, comme les troubles du sommeil.

Le rythme inversé

Travailleurs nocturnes dont les yeux se troublent sous l'effet de la fatigue, reprenez espoir : des chercheurs américains viennent de trouver la méthode scientifique qui vous permettra de dormir correctement le jour.

Des chercheurs d'un hôpital de Boston ont en effet démontré que le fait d'éclairer comme en plein jour les lieux de travail durant la nuit, combiné à une obscurité totale durant la journée, permet aux travailleurs de nuit de s'adapter très rapidement à leur nouveau rythme.

La chose peut sembler évidente. Elle n'en constitue pas moins le plus rapide des traitements contre la fatigue nocturne et l'insomnie qui frappe de nombreux travailleurs de nuit.

Les chercheurs ont démontré l'influence de la lumière sur le rythme de travail en comparant deux groupes, composés de jeunes hommes de moins de 35 ans, un groupe-test, et un groupe de contrôle placé dans des conditions de travail normales. L'étude a porté sur dix périodes de quinze jours chacune l'été dernier. Dans un laboratoire de l'hôpital de Boston, le groupe-test travaillait de minuit à 8 h, sous une rangée de seize lampes de quarante watts placées à 1,60 m d'eux. Une fois rentrées chez eux, les personnes testées devaient tirer des volets parfaitement étanches à la lumière et restaient dans cette obscurité totale de 9 à 17 heures.

On s'est aperçu qu'en deux jours seulement, le rythme interne de ces « cobayes » était totalement inversé et qu'ils étaient parfaitement frais et éveillés pendant leurs heures de travail. Pour le Professeur Charles Ozeisler, responsable de l'opération, les résultats « sont très importants dans le cadre des emplois à risque pour s'assurer que les gens restent en alerte pendant toute la durée du poste de nuit ».

La photothérapie et les troubles saisonniers de l'humeur

La chromatothérapie, nourrie par les pères spirituels que sont les taoïstes, le philosophe allemand J.W. Goethe et actuellement le Docteur Christian Agrapart, prend une nouvelle envolée avec les recherches modernes de la sacro-sainte Faculté.

Récemment, un article du *Quotidien du Médecin* du 4 septembre 1989 rapporte les travaux de chercheurs anglais. Un véritable centre des couleurs a été localisé dans le cerveau humain par le Professeur Semir Zeki et son équipe de l'Université de Londres grâce à une technique de pointe : la *Positron Emission Tomography* ou PET. Cette technique permet, en effet, de mesurer le flux sanguin irriguant des aires limitées du cerveau face à un stimulus particulier. Comme l'explique le magazine *Nature*, des volontaires se sont vu présenter des images abstraites de carrés et de rectangles en couleurs et en noir et blanc.

Selon les chercheurs britanniques, les images en couleurs provoquent une augmentation plus importante du flux sanguin dans le cortex visuel, situé à l'arrière du cerveau. La réaction du cerveau dépend également des formes ou de l'éclat des couleurs de l'objet présenté. Mais surtout, la réponse à la couleur est plus marquée dans *l'hémisphère droit* du cerveau, que les sujets considérés soient droitiers ou gauchers.

Plus près de nous, un congrès s'est tenu à Paris les 23 et 24 novembre 1989 par la Société Française de Photobiologie sous la présidence du Professeur Raymond Latarjet avec pour thème : « les utilisations thérapeutiques de la lumière et des ultraviolets ». Les chercheurs présents ont souligné que la lumière et les ultraviolets jouent un rôle incontournable dans la genèse et dans l'entretien de la vie, rôle évident, mais bien méconnu.

Encore moins bien appréhendées par les uns et les autres sont les diverses possibilités thérapeutiques de ces photons de basse énergie, et une mise au point était nécessaire pour souligner l'importance de la photomédecine et ses perspectives de développement.

En bref, ce congrès a retenu quelques informations :

• La photothérapie de l'ictère néo-natal ; par photodestruction de la bilirubine, elle peut permettre d'éviter l'exsanguino-transfusion.

• La photoprotection, très étudiée dans le cadre de la prévention des cancers de la peau (basocellulaires, spinocellulaires, mais aussi mélanomes, à l'incidence croissante). La mise en évidence, ces dernières années, de la fragilité de la couche d'ozone et ses implications sur les ultraviolets met bien en relief la nécessité de cette démarche.

• La photochimiothérapie des tumeurs solides ; par le biais des porphyries qui, une fois injectées, se concentrent dans les tumeurs épithéliales (bronches, vessie, tube digestif, etc.) et, activées par un rayon laser, par exemple, entraînent une destruction sélective de ces dernières, une chirurgie chimique propre et prometteuse...

• Le traitement des dépressions par la lumière ; il se réaliserait par le biais de l'épiphyse, qui secrète la mélatonine et agit ainsi sur l'humeur.

Par un après-midi pluvieux et froid d'octobre, je reçois un patient de 45 ans accompagné pour la première fois par son épouse.

Je l'avais reçu en juillet pour un problème mineur de santé et il m'avait laissé l'impression d'une personne respirant la joie de vivre, heureux de m'entretenir de ses récoltes abondantes de fruits et légumes.

Je retrouve alors un malade, les yeux cernés, la tête penchée, tremblotant, soutenu par son épouse.

J'écoute toutes ses lamentations : il se plaint d'une très grande fatigue physique (presque de l'épuisement) avec jambes qui se dérobent, vertiges, troubles visuels, malaises et transpiration avant les repas, douleurs abdominales avec diarrhées fréquentes. Il accuse également une très grande asthénie psychique avec difficultés d'endormissement, peur panique au réveil des problèmes à résoudre, manque de concentration au travail et éprouve le soir, le besoin de s'isoler et d'éviter tout discours avec sa famille. On ne peut rêver d'autre tableau parfait d'un état dépressif.

Son épouse me signale que, tous les ans à la même époque, son mari plongeait dans une sorte de dépression qui s'achevait en février.

Quand le ciel s'assombrissait par des nuages noirs et que le baromètre baissait, il était pris d'angoisse injustifiée et devenait mélancolique : « envie de rien, disait-il, sauf du soleil et du ciel bleu ».

Il avouait alors une attirance particulière pour le sucré, et en particulier les pommes et les croissants dont il faisait une consommation excessive. Il éprouvait alors une fringale anormale avant les repas et une somnolence évoquée après ceux-ci : le sucre donne faim et sommeil !

J'ai eu alors la révélation que mon patient était la proie du SAD, ou trouble saisonnier de l'humeur.

Après avoir écouté les doléances de mon patient, j'ai réussi à le convaincre qu'il existe un certain nombre de dépressions cycliques, fréquentes en automne et hiver, saisons *yin*, dominées par l'humidité et le froid, traduisant une décroissance de l'énergie cosmique.

Je lui ai révélé que certains organes, comme le pancréas, l'estomac ou le foie, ont une activité périodique ; ils sont très sollicités en automne comme au printemps.

Je lui ai alors expliqué qu'une alimentation trop riche en glucides induisait des troubles digestifs et une baisse de son tonus physique sans oublier une incidence négative sur la vue : « les diabétiques deviennent aveugles. »

D'autre part l'afflux temporaire de sucre dans le sang était responsable d'une diminution importante de sa vigilance et donc de son énergie psychique.

Je lui ai alors prodigué des conseils diététiques :

• Supprimer les saveurs acides et consommer modérément les saveurs sucrées.

• Privilégier une diététique à base de saveurs amères (café, thé, riz, mouton, agneau, fromages de chèvre ou roquefort) d'une très grande valeur énergitique et de saveurs salées (sel, charcuterie, choucroute, porc, fruits de mer, légumes secs...) comme antidote du sucré.

Outre une thérapeutique appropriée au pancréas et des sédatifs homéopathiques, j'ai traité mon patient par chromatothérapie. *Protocole* : irradiation oculaire et cutanée au niveau de la région pancréatique par un rayonnement rouge pendant 5 minutes, à raison d'une séance par semaine pendant un mois.

L'amélioration du patient s'est dessinée après la deuxième séance et il a retrouvé son enthousiasme et sa vitalité physique dans la première quinzaine du mois de novembre.

Noir, c'est Noir !

Par une matinée de décembre au froid piquant, une patiente de 66 ans consulte pour état de mélancolie.

Tout avait commencé un soir par des larmes abondantes à la vue de la chute de quelques flocons de neige, d'ailleurs éphémères.

« J'ai beaucoup pleuré, disait-elle, c'était un véritable déluge et je ne comprends pas pourquoi, car j'avais passé un excellente après-midi en compagnie de bons amis. »

Cette neige, synonyme de froid et de mort, enveloppait tragiquement son caractère pessimiste de naissance.

« Qu'est-ce que je fais de ma journée ? Rien ! »

Son mari l'avait quittée parce qu'elle était frigide et qu'elle ne lui avait pas donné d'enfants.

Tout était noir, chez cette patiente : son caractère broyant du noir. « Personne ne m'aime ! ». Ses habits noirs depuis la mort de sa mère, une appréhension de se déshabiller à cause du froid et quelle lenteur !

Outre une prescription de Stérogyl (vitamine D) et de Sepia (encre de seiche, donc noire : le mal par le mal !), je l'ai stimulée par l'irradiation de la couleur jaune (oh, Soleil !) à raison de six séances (deux par semaine).

A la fin du traitement, son corps avait repris vie et chaleur et, consécration ultime, elle s'est offerte un chemisier *rouge vif*. Heureuse, elle m'a téléphoné en me disant : « Docteur, tout le monde me dit que le rouge me va bien ! »

Dépression, quand tu nous tiens !

Voici le récit d'une patiente de 70 ans traitée pour état dépressif.

Cette dame, mère de six enfants et grand-mère de treize petits-enfants, nageait jusqu'alors dans le bonheur familial et ne présentait que quelques petites douleurs rhumatismales pour lesquelles je lui ai prodigué mes soins.

A la rentrée scolaire d'automne, elle souffre d'un refroidissement pour lequel elle consulte.

Tout se passe bien chez cette septuagénaire comblée par la famille lorsqu'un matin elle me lance un appel téléphonique de détresse :

« Docteur, rien ne va plus ; je ne dors plus, mes nuits sont des cauchemars, je suis anxieuse à l'idée de faire mes courses, je suis très fatiguée. J'ai des migraines le matin au réveil et vers 17 heures. »

Je la reçois en urgence et elle m'explique que tout a commencé il y a huit jours, alors que le soleil d'automne s'était brusquement caché derrière de lourds nuages et qu'une pluie fine et glacée martelait sa véranda.

Je lui ai rappelé que dans le passé elle ne pouvait être dépressive, étant prise par les travaux ménagers nécessités par ses enfants.

« Oui ! me dit-elle, tous mes petits enfants vont, maintenant, à l'école et je ne vois plus personne, car ils rentrent chez eux sans venir me voir. » Je lui ai suggéré d'établir un programme lui permettant de les accompagner à l'école à tour de rôle.

Je l'ai encouragée à faire partie d'un club du 3e âge et — pourquoi pas — à participer à des après-midi dansants.

Ensuite, après quelques séances de chromatothérapie qui faisait appel à la couleur rouge, ma patiente a retrouvé la joie de vivre !

Quelle est votre couleur?

Existe-t-il une couleur spécifique à chaque individu et quels sont les critères pour la déterminer?

Il y a quelques années — c'était au printemps — pendant un court laps de temps, une semaine environ, j'avais été frappé par la similitude des symptômes dans le domaine rhumatologique rencontrés chez certains patients. Des malades, âgés de 20 à 80 ans, consultaient pour des douleurs dorsolombaires de type arthrite : douleurs au mouvement, survenant le jour et calmées par le repos. Théoriquement, je m'attendais à ce que les personnes âgées présentent des douleurs nocturnes caractéristiques de l'arthrose. Or, dans le cas cité précédemment, il n'en était rien! Quelle hérésie! J'ai rencontré des vieillards perclus des rhumatismes qui sont l'apanage de la jeunesse! J'ai alors prescris un rayonnement thérapeutique de la couleur violette, couleur froide, qui, comme l'eau salée, renforce les muscles et les ligaments.

D'autre part, pendant la saison estivale, mon

attention s'est portée sur des sujets qui, craignant la luminosité vive du soleil, se protégeaient par des lunettes de couleurs sombres. Pourquoi certaines personnes agissent-elles ainsi alors que d'autres au contraire ne se lassent pas de regarder la couleur jaune du soleil et que celle-ci les plonge dans un état de béatitude ?

Par ailleurs, combien de gens compte-t-on qui sont désolés d'avoir des mains moites et appréhendent l'humidité ambiante alors que d'autres accusent une sécheresse excessive de la peau avec absence de transpiration.

Enfin, certains ont une sainte horreur de la chaleur, redoutant la période estivale et prenant leurs vacances en montagne ou dans les pays nordiques à la recherche de la fraîcheur.

Toutes ces observations m'ont amené avec le temps et l'expérience à définir cinq types humains dotés à la naissance d'une couleur spécifique :

- le type noir (personnes nées dans les années se terminant par 4 et 9)
- le type bleu (personnes nées dans les années se terminant par 3 et 8)
- le type vert (personnes nées dans les années se terminant par 0 et 5)
- le type jaune (personnes nées dans les années se terminant par 2 et 7)
- le type rouge (personnes nées dans les années se terminant par 1 et 6)

• *Le type doté de la couleur noire* craint le froid sec. Il est sujet aux engelures, à l'eczéma ou à l'arthrose dans la partie antérieure du corps. Il pourra bénéficier d'une irradiation par la couleur jaune, qui lui apportera chaleur et humidité, antidotes du froid sec.

• *Le type doté de la couleur bleue* est sensible à l'humidité, contracte souvent des infections avec troubles respiratoires de type asthmatiforme ou des affections cutanées de type mycose, de préférence au niveau des régions humides du corps : les aisselles, les plis inguinaux ou les espaces interdigitaux. La couleur bleue sera asséchée par la couleur verte, qui absorbe l'humidité.

• Inversement *le type doté de la couleur verte* est sensible à la sécheresse elle-même responsable de l'eczéma, des rides, des crevasses, des durillons, etc. La couleur bleue, en humidifiant la peau, en neutralisera la sécheresse.

• *Le type doté de la couleur jaune* appréhende chaleur et humidité, responsables de différentes affections : diarrhée, rhumatisme inflammatoire, crise de goutte, abcès. La couleur violette, en induisant dans l'organisme du froid et de la sécheresse, sera le traitement curatif.

• *Le type doté de la couleur rouge* est sujet aux troubles circulatoires de toutes sortes : phlébites, hypertension artérielle, tachycardie, migraines, etc. sans oublier l'insolation fréquente en été. Il trouvera son salut dans la couleur orange qui dispensera le froid réparateur.

Preuves à l'appui, j'ai constaté, par exemple, que le type *Yang* à polarité négative au niveau de la région dorsolombaire ne pourrait contracter que l'arthrose, avide de chaleur, et jamais l'arthrite.

Inversement, un type *Yin* serait exempt d'eczéma à la face antérieure du corps, cette dermatose nécessitant une couleur froide ou *Yin*.

Deux exemples significatifs d'analogie entre les types *Yang* et *Yin* et la pathologie correspondante *Yang* ou *Yin* me viennent à l'esprit :

D'abord on constate une fréquence des hernies chez le type *Yin*. Comme chacun sait, celle-ci est consécutive à une déficience musculaire et l'irradiation par la couleur rouge ou jaune en préviendra les récidives.

D'autre part, le type *Yang* est sujet aux migraines et aux palpitations ou aux coliques intestinales ; le bleu et le violet irradiés auront sur lui un effet sédatif.

TABLEAU DES COULEURS THERAPEUTIQUES EN FONCTION DU TYPE

Types	Couleur thérapeutique antérieure	Couleur thérapeutique postérieure
Jaune → chaleur et humidité	Violette	Jaune
Bleu → humidité	Verte	Bleue
Noir → froid sec	Jaune	Violette
Vert → sécheresse	Bleue	Verte
Rouge → chaleur	Orange	Rouge

L'homme est une pile Yin-Yang

J'ai imaginé, et les résultats me l'ont confirmé, que le corps humain, avec sa symétrie avant-arrière, peut être assimilé à une pile à polarité complémentaire. Celle-ci serait chargée positivement à l'avant et négativement à l'arrière pour les sujets vert, jaune et rouge, caractérisant le type *Yang*.

Inversement, elle serait chargée négativement à l'avant et positivement à l'arrière pour les sujets bleu et noir, caractérisant le type *Yin*.

Pour donner encore une preuve supplémentaire de l'existence de la pile, j'avais remarqué que toutes les régions limites entre l'avant et l'arrière du corps exigeaient des soins faisant appel en même temps à une énergie chaude et froide : c'est le cas des rhumatismes qui touchent les articulations coxofémorales (de la hanche) et scapulo-humérale (de l'épaule).

Schéma 16

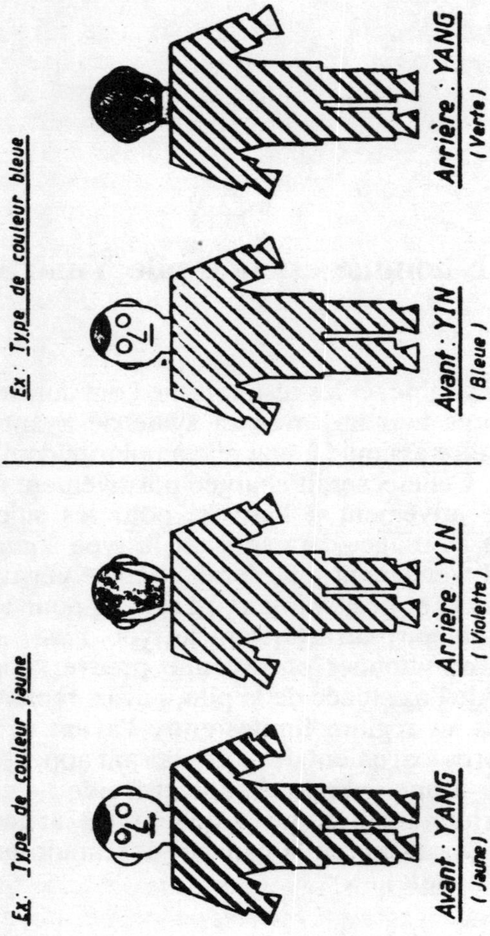
Ex : Type de couleur jaune
Avant : YANG
(Jaune)
Arrière : YIN
(Violette)
Ex : Type de couleur bleue
Avant : YIN
(Bleue)
Arrière : YANG
(Verte)

Comment traiter les sujets *Yang* (vert, jaune, rouge)?

La chromatothérapie oculaire fera surtout appel au bleu, violet ou orangé irradié.

Combien de coups de téléphone d'urgence ai-je reçus pour des malaises présentés par des employés de supermarchés soumis à l'éclairage du néon, donc à la couleur jaune. J'avais été surpris dans les examens biologiques pratiqués le lendemain de constater toujours une baisse considérable de globules blancs. Dès que je pratiquais quelques séances d'irradiation par le violet, tout rentrait dans l'ordre.

> Comment combattre l'appréhension aux vaccinations?
>
> Par la couleur bleue!

Je me souviens d'un enfant de cinq ans qui, à la vue de la seringue, a été pris de panique et voulait s'enfuir. Je l'ai distrait en lui imposant quelques minutes la lumière bleue. Miracle! L'enfant, détendu, a accepté la piqûre et n'a manifesté aucune sensation de souffrance.

Le bleu et le violet calment. Pour les yeux fragiles en été avec sécheresse de la cornée, le violet irradié fait apparaître un larmoiement.

La chromatothérapie cutanée m'a apporté de nombreuses satisfactions dans le domaine O.R.L. : rhinopharyngites, sinusites et même angines.

J'ai soigné un soir par la couleur bleue un malade qui présentait une angine rouge très douloureuse et, conjointement, je lui ai prescrit un traitement médicamenteux. Le lendemain matin, coup de téléphone : le patient, qui ne souffrait plus, voulait savoir s'il devait aller chez le pharmacien. Je lui ai répondu par la négative et il n'y a eu aucune suite à son angine.

Les affections dermatologiques comme les allergies aux piqûres d'insectes, le psoriasis, l'eczéma ou l'herpès répondent également bien à cette thérapeutique.

Les couleurs rouge et verte participent au traitement :

- de l'arthrose dorso-lombaire ;
- des bronchites et on ne peut s'empêcher de songer à des pratiques du passé comme les ventouses ou les cataplasmes à la farine de lin et de moutarde ;
- d'une affection fréquente du cuir chevelu : la pelade.

A ce propos, c'est là que j'ai eu une de mes plus belles réussites dans le domaine des couleurs. Une patiente de 39 ans était atteinte depuis sept ans d'une pelade très étendue, située dans la région occipitale. Elle avait consulté sans succès de nombreux dermatologues qui lui avaient fait subir de nombreux préjudices : extraction dentaire complète à la recherche d'un hypothétique foyer causal, curage nasal destiné à l'extirpation d'éventuels polypes responsables de sa maladie. Rien n'y avait fait jusqu'au jour où elle a tenté la chromatothérapie.

Son interrogatoire et son examen clinique m'ont permis d'incriminer l'excès de transpiration permanente, qui aurait, selon moi, favorisé la colonisation de champignons. Je l'ai traitée localement par la couleur verte prolongée suivi du rouge bref.

En quelques séances, l'humidité comme les champignons se sont évaporés et la repousse des cheveux s'est de nouveau ébauchée. Comme cette personne était prédiabétique, je lui ai recommandé de réduire sa ration glucidique, qui est un excellent milieu de culture pour les micro-organismes.

Quelle délivrance !

Un patient de 50 ans, de type vert, volait de pédicure en pédicure pour des cors et des durillons qui le faisaient horriblement souffrir. Il s'était résigné à subir quatre interventions sans succès : irrémédiablement ses durillons revenaient. Je l'ai traité par la couleur bleue à trois reprises. Il m'a tout de suite signalé non seulement un soulagement mais surtout une transpiration bénéfique au niveau des pieds. Je lui ai conseillé néanmoins de revoir le pédicure qui a pu le délivrer définitivement de ses bobos.

Adieu spasmophilie !

Une jeune femme de 29 ans, spasmophile depuis son plus jeune âge, sous antidépresseurs et naturellement sous magnésium, se résigne enfin à tenter par désespoir — celui de la dernière chance — la thérapeutique par rayonnements colorés. Née de couleur jaune, elle avait besoin d'une irradiation oculaire par la couleur violette et au niveau lombaire par la couleur jaune : entre ces deux feux, au bout de quelques séances, six exactement, elle a été étonnée des résultats : sérénité sur le plan psychique et disparition des contractures physiques douloureuses due à feu-spasmophilie.

Comment traiter les sujets *Yin* (noir ou bleu)?

Les couleurs rouge ou verte neutralisent les énergies du froid ou de l'humidité, qui agressent la partie antérieure du corps et qui peuvent induire :

— des crises d'arthrose du poignet ou du genou

— Des coliques hépatiques (analogie de traitement avec la pratique des cataplasmes chauds à Vichy)

— des troubles intestinaux (constipation ou diarrhée)

— des coliques néphrétiques.

La partie postérieure sera le siège de prédilection des lombalgies, sciatique ou arthrite, même chez les personnes âgées où il est classique de parler d'arthrose : en réalité, elles se plaignent de douleurs lombaires à l'effort et calmées par le repos, évoquant une inflammation musculaire ou ligamentaire et non pas une dégénérescence du cartilage spécifique de l'arthrose.

L'orange prolongé suivi du bleu bref seront bénéfiques dans le cadre de cette pathologie rhumatismale. C'est le meilleur moyen de traiter les natifs des couleurs noire ou bleue.

Flash sur les Bébé-piles

Parmi les nombreuses applications de la pile, une d'entre elles a particulièrement retenu mon attention : c'est le traitement de la stérilité chez la femme par insuffisance hormonale.

De même que la ponte des poules est conditionnée par la lumière, de même l'irradiation, par certains rayonnements colorés de l'hypophyse et des glandes surrénales, peut remédier à certains déficits hormonaux.

Une patiente de 32 ans, née en 1952, m'a consulté pour une stérilité traitée sans succès depuis sept ans. J'ai pratiqué six séances de chromatothérapie au rythme de deux par semaine. Il s'agissait de lui appliquer du violet par traitement chromatothérapique oculaire pendant quatre minutes puis du jaune en application lombaire pendant quatre autres minutes avant de la laisser au repos dans l'obscurité pendant vingt minutes. Je l'ai par ailleurs exhortée à exposer sa région lombaire au soleil à raison de trente minutes par jour. Coïncidence ou pas! Deux mois plus tard, elle était enceinte.

Pour compléter cette première réussite, elle a suivi pendant toute la grossesse un régime dénué de saveurs acides mais en revanche riche en sel, celui-ci neutralisant logiquement l'acidité induite par la surcharge hormonale caractéristique de toute femme enceinte. Ma patiente a par ailleurs veillé à choisir les coloris bleu ou violet pour son habillement. Pour se protéger du soleil, elle a porté des lunettes teintées de violet.

Sa grossesse s'est alors déroulée dans d'excellentes conditions. Les premiers vomissements ont été enrayés par l'eau de Vichy (salée!). Elle n'a pas eu de prise de poids excessive, toujours grâce à l'alimentation salée. Un garçon robuste de 3 kilos 200 est né en 1989.

Attention : ne pas oublier que le choix des couleurs de l'habitat et de l'habillement de l'enfant se fait en fonction de l'année de naissance. Dans ce cas précis, ce sont les couleurs rouge et jaune qui ont été retenues.

Couleur de l'Année de Naissance	Polarité et charge	couleur préférentielle
JAUNE (année se terminant par 2 ou 7)	Antérieure ⊕	Violette
BLEUE (année se terminant par 3 ou 8)	Antérieure ⊖	Verte
NOIRE (année se terminant par 4 ou 9)	Antérieure ⊖	Jaune ou rouge
VERTE (année se terminant par 0 ou 5)	Antérieure ⊕	Bleue
ROUGE (année se terminant par 1 ou 6)	Antérieur ⊕	Orange

Flash sur la lumière artificielle des micro-ordinateurs

Le Docteur Alain Bergeret dans *Le Journal de l'Avancée Médicale* a étudié les effets nocifs des radiations émises par les écrans de micro-ordinateurs : troubles sexuels, avortement, migraines, troubles visuels et dermatologiques.

Il rapporte que le taux d'avortement est effectivement plus élevé chez une opératrice sur terminal que chez les femmes qui ne travaillent pas, mais il est le même que celui des vendeuses qui ne se servent pas d'écran.

Il attribue les avortements à des facteurs de

fatigue physique ou à certaines postures comme la position assise prolongée gênant la circulation foetale.

A mon avis, il n'en est rien, et l'hypothèse du Docteur Bergeret me semble erronée. Je pense qu'il faut rechercher la cause dans l'action nocive des rayonnements colorés des écrans d'ordinateurs ou des tubes à néon sur l'axe hypophyse-ovaires-utérus.

Pour parer à toutes ces nuisances, il serait pertinent de *doter toutes les vendeuses ou les opératrices de lunettes teintées de couleur opposée à celle de la naissance* : le cas le plus fréquent est celui des écrans de couleur verte ; pour les personnes nées vertes, il conviendrait de prescrire des lunettes teintées de bleu.

Flash sur la période pré-anniversaire

Une autre application de la pile me tient à cœur ; c'est celle qui rentre dans le cadre de la morbidité pré-anniversaire.

Un rééquilibrage énergétique global peut être réalisé par une chromatothérapie oculaire à visée psychique et conjointement un éclairage au niveau lombaire destiné à stimuler les glandes surrénales.

Il me vient en souvenir l'exemple d'un paysan très âgé (84 ans) qui après cette séance a dormi profondément et le lendemain s'est réveillé au chant du coq dans une forme euphorique. Toute la matinée, il a vaqué à l'arrachage des pommes de terre — et il m'a avoué : « Il y a longtemps que je n'ai connu une aussi grande énergie ».

terre — et il m'a avoué : « Il y a longtemps que je n'ai connu une aussi grande énergie ».

La prévention, c'est la vie

L'Esprit et son corollaire, la Spiritualité, viendront à bout de la Matière et... du Matérialisme.

De la Symbolique de la Pyramide à la Chromatothérapie, j'ai tenté d'exposer le cheminement de ma conception de l'Homme entre ciel et terre, des applications thérapeutiques de la théorie des cinq éléments avec la préoccupation majeure de la prévention.

Les idées développées dans cet ouvrage n'ont pas la prétention de réfuter les acquisitions médicales du XXe siècle mais ont essayé de donner une image personnifiée de l'Homme dans le contexte du macrocosme.

L'Homme moderne à la conquête de l'espace et à la recherche des *lois* qui régissent les planètes et l'univers, rejoindra-t-il un jour les prophéties du taoïsme ?

De plus, les recherches officielles sur la génétique, l'immunologie, la chronobiologie et la photothérapie sembleraient poursuivre des démarches parallèles à celles de la médecine traditionnelle chinoise pour répondre aux interrogations sur l'*essence de l'homme* :

— d'où vient-il ?
— quelles sont ses particularités génétiques ?
— quelles influences subit-il du milieu environnant météorologique et cosmique ?
— comment développer ses systèmes de défenses pour parvenir à réaliser une véritable et efficace médecine de prévention ?
— comment connaître et utiliser les propriétés thérapeutiques de la *lumière*, source de vie ?

Au terme de cet ouvrage, je voudrais transmettre ma conviction qu'à travers ses cinq volets :

- la théorie des cinq éléments
- le thème uranologique chinois
- l'étude des cycles
- la diététique des saisons
- l'utilisation des couleurs à visée thérapeutique,

il existe un fil conducteur ; la logique du cosmos dont le respect des lois garantit l'Energie vitale.

Ma pratique médicale quotidienne confirme cette conviction.

Mes pensées au moment de conclure vont droit à la mémoire de Jacques André Lavier, mon Maître, dont l'enseignement de la philosophie taoïste représente un précieux héritage.

Docteur Roland Di Sabatino

Thérapeutique des affections les plus courantes

Allergies

Définition

Réactions physiologiques, souvent violentes, de l'organisme à des agressions externes de causes très variées et de modalités différentes suivant les saisons.

Modalités et traitement :

Allergies cutanées au Soleil

Suivre scrupuleusement le régime de l'été.

— *Natrum muriaticum 9 CH* : 1 dose par semaine pendant 3 semaines début mai.

— *Apis Mellifica 9 CH* 1 dose immédiatement après les premiers symptômes.

— Utilisez en chromatothérapie la couleur *violette* antagoniste de la couleur jaune.

Eczéma :

• *au printemps et en automne.*

— Suivre le régime de printemps et automne

— Traiter par des oligo-éléments de type manganèse, et cuivre-or-argent.

— Irradier la peau par la couleur *bleue*.

• *toute l'année.*
Dénote une déficience du système immunitaire et un état prédiabétique.
— Etablir un régime pauvre en hydrates de carbone.
— Prendre zinc, nickel, cobalt, 1 ampoule par jour et *Apis Mellificca* 9 CH.
— Traiter par la couleur orange ou bleue.

Piqûres d'insectes
— Traiter par 3 granules d'*Apis Mellifica* 9 CH toutes les 2 heures.
— Exposer la lésion à la couleur bleue ou orange ou violette.

Allergies respiratoires : l'asthme
Affection allergique au printemps.
— Suivre le régime du printemps : supprimer les acides et absorber beaucoup de saveurs salées.
— Faire une cure de Radis noir (*Raphanus*)
— Traiter par les oligo-éléments tels que manganèse, soufre.
— Choix des couleurs : couleur orange pour les natifs des années 1 et 6 ou couleur verte pour les natifs des années 3 et 8 et ainsi de suite (se rapporter au tableau des couleurs).
— Cure thermale conseillée : le *Mont-Dore*

Allergies médicamenteuses
Très nombreuses, elles donnent des cauchemars aux médecins alors que, bien souvent, le principal responsable est le foie.
Traitement :
— *Raphanus* ou Radis Noir.

— *Rosmarinus*, jeune pousses, macération glycérinée, 2 cuillerées à café le matin.
— *Hisdaminum* 30 CH : 3 granules toutes les 2 heures : anti histiminique.
— Corticothérapie dans les cas « désespérés ».

Arthrite

Définition

Inflamation des muscles et ligaments periarticulaires.

Modalités

— entorse ou tendinite
— periarthrite scapulo-humérale

Cas particulier
La polyarthrite chronique évolutive faisant partie des maladies auto-immunes est étudiée dans un chapitre particulier.

Planètes
Jupiter — Saturne — Venus.
Toutes ces affections ont pour origines une déficience de l'élément Bois ou *Foie* (estomac, foie,

pancréas exocrine). Elles sont fréquents au printemps et automne.

Traitement

Préventif
Suivre le régime de saison (printemps et automne).

• *Curatif :*
par les oligo-éléments : soufre oligosols, 1 ampoule le matin ; zinc-nickel-cobalt 1 ampoule le matin chez les sujets aux entorses recidivantes ; ils sont en général prédiabétiques et consomment exagérément des aliments sucrés qui fragilisent les articulations.

par le thermalisme : massages en eau de mer (thalassothérapie).

par la chromatothérapie : la couleur orange, comme le sel, *refroidit* l'inflammation.

Arthrose

Définition
Lésion dégénérative des cartilages articulaires.

Modalités
Affection apparaissant avant tout en *été* et *hiver* par le processus du chaud et du froid.

Cas particuliers
- Coxarthrose de la femme ménopausée survenant sur son terrain ostéoporotique par insuffisance hormonale.
- Collagénoses faisant partie des maladies anto-émmunes.

Planètes de naissance
Mercure, Saturne.

Traitement

Préventif

Suivre le régime de saison (été et hiver).

Curatif
et *palliatif* :
en homéopathie : *Rhus Tox* 9 CH, Ginseng Teinture Mère.
en *oligo-éléments* : cuivre-or-argent, fluor.

par le thermalisme : Dax — Aix-les-Bains — Amnéville grâce à l'application de boues radioactives.

par la chromatothérapie : la couleur *rouge* (de la chaleur, toujours de la chaleur !)

Brûlures

Définition

Lésions de la peau ou des muqueuses par l'élément chaleur.
Localisations externes ou internes.
Causes : — par le soleil : insolation.
— par des produits chimiques : soude, ypérite etc.

Traitements

Valables pour les brûlures superficielles (1er et 2e degré)
par l'homéopathie :
— *Canthares* pour les phlyctènes.
— *Apis Mellifica* pour la peau rouge et œdématiée.

par la chromatothérapie : irradiation de la peau par la couleur orange ou violette.

Cas particulier des brûlures par le soleil
Ne pas omettre de respecter le régime de l'été avec élimination complète des saveurs amères : café, thé, tabac etc.

Début mai suivre un traitement par les oligo-éléments de type manganèse-cobalt.

Coliques

Définition

Spasmes internes de différents organes caractérisés par la brutalité des douleurs.
Localisation, multiples :
a — au niveau des reins : colique néphratique.
b — au niveau du foie : colique hépatique.
c — au niveau de l'intestin : colite spasmodique.

Prévention

Par le respect des régimes de saison
pour a — régime de l'hiver.
pour b — régime du printemps.
pour c — régime de l'automne.

Traitement

par les oligo-éléments :
a — cuivre-or-argent — manganèse cobalt.
b — manganèse, soufre, magnésium.
c — magnésium.

par la chromatothérapie :
Contre les troubles colitiques avec diarrhée, il convient d'utiliser la couleur verte prolongée associée à du rouge bref.

- La couleur bleue sera déterminante pour les coliques hépatiques.
- La couleur rouge sera bénéfique pour les coliques néphrétiques.

Troubles du comportement

Définition

Ils peuvent être résumé en trois types :

1. Excès d'énergie mentale

Agitation, agressivité, colère. Ces troubles relèvent d'un excès de la pathologie du Foie.

Prévention

Par le régime du printemps.

Traitement

par les oligo-éléments
Manganèse, Soufre.

par l'homéopathie :
Lachesis 9 CH à raison d'une dose par semaine.
Stramonium, tiré de la plante *Datura* ou herbe du diable.

par la chromatothérapie oculaire : les couleurs

froides, au même titre que la douche froide, pour les enfants, teigneux sont nécessaires : couleur orange ou violette oculaire.

2. *Energie mentale « mouillée »*

Comme dans le cas de l'anxiété ou l'angoisse ou la peur. Ces troubles relèvent d'un excès de la pathologie du Métal (respiration, intestin etc.)

Prévention

Par le régime de l'automne avec exclusion complète des saveurs piquantes.

Traitement

par les oligo-éléments : le magnésium est souverain dans le cas de la spasmophilie.

par l'homéopathie : *Gelsemum* 9 CH ou *Ignatia* 9 CH d'une manière régulière pendant toute la saison.

La chromatothérapie oculaire : la couleur *verte* absorbe l'exès d'humidité cérébrale.

3. *Carence d'énergie mentale*

Dépression nerveuse.
Pessimisme — Manque de confiance en soi — ou voir la vie en noir.

Prévention

Par les régimes des saisons.

Cas particulier
Des dépressions saisonnières : automne et hiver (le S.A.D. pour les Anglo-Saxons)

Traitement

par les oligo-éléments : Lithium oligosols 1 ampoule le soir, Cu. Au. Ag ; 1 dose le matin.

par l'homéophathie : le ginseng Teinture-Mère, 2 cuillères à café le matin.

par la chromatothérapie oculaire : priorité aux couleurs *rouge* ou *jaune* : couleurs du Soleil.

Grossesse

Définitions

Les conseils hygiénodiététiques concernent avant tout la mère qui du début à la fin de la grossesse, doit être considérée comme une *insuffisante hépatique*.

Prévention

Par le régime du printemps où la priorité doit être donnée à l'alimentation salée qui neutralise l'acidité fonctionnelle inhérente à la femme enceinte. On peut faire un rapprochement avec le milieu marin, donc salé (le liquide amniotique) dans lequel baigne l'embryon puis le fœtus.

Traitement

par les oligo-éléments à visée répatique manganèse — soufre.

par l'homéopathie

Nux vomica 9 CH granules, 3 midi, 3 soir, avant les repas : très performante dans les nausées et vomissements.
Idem pour Hepatodrainol : 30 gouttes le matin.

par des cures de magnésium dans les trois derniers mois très efficace pour la contractilité du muscle utérin nécessaire à l'accouchement.

par la chromatothérapie oculaire : la couleur bleue, antidote de la couleur verte.

par la thalassothérapie ou bains d'eau de mer.

Insomnie ou difficultés d'endormissement

Définition

Dans un monde où le stress est roi, l'insomnie est une affection fréquente dont le traitement est souvent difficile car l'étiologie est très variée.

Prévention

Avant tout une bonne hygiène de vie. Être en harmonie avec le cosmos.

— *respecter la diététique de saisons :* en particulier, en été, éviter les excitants de type café, thé ou tabac.

- pratiquer des sports de détente au printemps et été.
- être adepte de yoga et de relaxation surtout en automne et hiver.
- respecter les rythmes circadiens.

Traitement des insomnies Avena sativa T.M

par l'homéopathie : *Valériane* T.M (Teinture-Mère). *Chamonilla* T.M. *Coffea* T.M.

par les oligo-éléments : Lithium 1 ampoule le soir

par la chromatothérapie oculaire : par rayonnements colorés sédatifs : la couleur orange ou bleue ou violette.

Kystes, Polypes, Verrues

Définition

Ces néo-formations bénignes traduisent une dysrégulation de la multiplication cellulaire. Elles peuvent pour certaines devenir malignes et traduisent une déficience immunitaire.

Planètes de Naissance
Très fréquemment Saturne.

Prévention

par les oligo-éléments Cu. Or. Argent 1 dose le matin zinc-nickel-cobalt 1 ampoule le matin

par l'Homéopathie :
Un remède souverain est le *Thuya occidentalis,* à raison de 2 doses de 9 CH par semaine.

Cas particulier
Chez la femme, il existe des kystes fonctionnels d'origine hormonale. (Mastose et kystes ovariens). Ils seront traités préventivement par un médica-

ment hépatoprotecteur : Hépatodrainol 30 gouttes le matin à partir du 15e jour du cycle jusqu'au 28e jour.

par la chromatothérapie cutanée : couleur bleue ou niveau de la région hépatique dans le but de stimuler les fonctions du foie.

Lombalgie

Définition

C'est le classique « mal au dos » très fréquemment répandu dans notre civilisation sédentaire, à toutes les saisons : l'absence d'exercices physiques en est souvent la cause.

La Lombalgie du printemps et de l'automne

Causes : déficience musculaire et tendineuse due à une insuffisance hépatique « le foie apporte le glycogène aux muscles.

Prévention :

— suivre le régime du printemps et de l'automne.
— apport d'oligo-éléments et de sels minéraux : magnésium, soufre, chlorure de sodium (sel) tonifiant du muscle (thalassothérapie).

par des médicaments homéopathiques : *Bryonia* 9 CH : 1 dose par semaine

par la chromatothérapie : utilisation de la couleur orange dotée de propriétés anti-inflammatoires.

par la pratique de la gymnastique.

La Lombalgie de l'été et de l'hiver

Causes : la cause essentielle réside dans le fait que les muscles et les ligaments subissent les effets toxiques du Chaud et du Froid.

Prévention :
— respecter le régime de l'été et de l'hiver

par les oligo-éléments : cuivre-or-argent-manganèse-cobalt.

par des médicaments homéopathiques : *Rhus Tox* 9 CH 1 dose par semaine
Ginseng Teinture mère 2 cuillers à café le matin.

par la chromatothérapie cutanée : utilisation de la couleur rouge ou jaune au niveau lombaire avec effet de stimulation des glandes surrénales qui génèrent l'adrénaline, la cortisone et les hormones sexuelles.

par une hygiène vestimentaire ; en été et en hiver s'habiller chaudement le soir.

par l'exposition au soleil, en été, de la région lombaire pour constituer une réserve d'énergie pour l'hiver.

Maladies auto-immunes

Définition

Elles peuvent atteindre tous les organes et tissus de l'organisme.
Elles procèdent d'une déficience immunitaire, inscrite dans le capital génétique de l'individu.

Planètes de naissance
Toujours Saturne
Exemples de maladies auto-immunes :
au niveau de la peau : le lupus erythémateux,
au niveau des articulations : collagénoses, polyarthrite chronique évolutive.

Prévention

— *éviter* au maximum la consommation exagérée des saveurs *sucrées.*

par les oligo-éléments : zinc, nickel, cobalt : enzyme du pancréas.

par l'homéopathie

Ribes bourgeons ; macération glucérinée 1re décimale, 2 cuillerées à café le matin donne des anticorps
Thuya 9 CH (arbre de vie) : 2 doses par semaine.

Mémoire (troubles de la Mémoire ou Amnésie)

Deux variétés d'amnésie dues à 2 causes différentes.

Amnésie d'origine hépatique

Amnésie intermittente, le foie contribue à la synthèse de certains acides aminés tel l'acide glutamique nécessaire à la mémoire.

Prévention

par le respect du régime du printemps

par les oligo-éléments et ses minéraux : soufre — manganèse — chlorure de sodium

par des médicaments : *Raphanus* 1 ampoule le matin : *Glutaminol B6* : 3 dragées le matin

par la chromatothérapie cutanée : irradiation de la région hépatique par la couleur bleue

Amnésie de l'instant présent : d'origine circulatoire

Prévention de l'insuffisance circulatoire cérébrale

par l'application stricte des régimes de saison

par les oligo-éléments : manganèse — cobalt — cuivre — or — argent

par l'homéopathie : *Aurum métallium* 9 CH 1 dose le soir ; *Opium* 9 CH, 1 dose le matin

par les vasodilatateurs : Persantine – Vasobral. Pervincanine etc.

par la chromatothérapie oculaire : suivant l'année de naissance (se reporter au tableau des couleurs).

Migraines

Définition

Névralgies cérébrales par vasoconstriction circulatoire. Il en existe deux grandes variétés.

Migraines de l'été et de l'hiver dues au chaud et au froid

Prévention

par la diététique des saisons : par le respect des régimes de l'été et de l'hiver : suppression des aliments qui chauffent le sang (les saveurs amères) et ceux qui provoquent une vasoconstriction (les saveurs salées)

par les oligo-éléments : manganèse-cobalt antispasmodique

par certains médicaments homéopathiques et *allopathiques* :
Belladona 9 CH 1 dose par semaine

Crataegus comprimés 2 le soir
Stérogyl 15 A 1 ampoule en automne, très efficace pour prévenir les engelures

par la chromatothérapie oculaire : les couleurs violette ou bleue ont un effet sédatif.

Migraines du printemps et de l'automne

D'origine digestive : migraines hépatiques survenant après le repas ; migraines pancréatiques survenant le matin au réveil et vers 17 heures. Les migraines ophtalmiques ont souvent une cause digestive.

Prévention

par la diététique des saisons : par application des régimes du printemps et de l'automne

par les oligo-éléments : manganèse — soufre — magnésium et zinc — nickel — cobalt

par les médicaments homéopathiques
Iris versicolor 9 CH 1 dose le matin
Uranium 9 CH 1 dose le matin
Lycopodium 9 CH 1 dose le soir
Raphanus 9 CH 1 ampoule le matin

Traitement

par la chromatothérapie oculaire : la couleur bleue peut supprimer les migraines de type « gueule de bois ».

Palpitations ou tachycardie

Définition

Accélération du rythme cardiaque. Deux modalités en fonction des saisons.

Au Printemps et en Automne, les palpitations sont la manifestation d'une colère ou d'une angoisse.

Prévention

par le régime du printemps et de l'automne

par les médicaments homéopathiques :
Stramonium 9 CH contre la colère
Ignatia 9 CH ou *Gelsemium* 9 CH contre la « boule à la gorge ».

par la chromatothérapie oculaire : amélioration par la couleur verte qui calme l'angoisse.

En été et hiver, les palpitations rentrent dans le contexte des troubles circulatoires.

Prévention

par les régimes d'été et d'hiver avec exclusion des excitants cardiaques comme le café, thé ou tabac.

par les oligo-éléments : manganèse-cobalt

par l'homéopathie
Aconitum rapellus 9 CH pour l'anxiété dans la région précordiale et la peur de mourir.
Aurum metallium 9 CH pour la sensation d'arrêt du cœur.

par la chromatothérapie oculaire : comme précédemment la couleur bleue ou orange.

Cas particulier
La tachycardie peut être le symptôme d'une affection endocrinienne : la maladie du Basedow ou goître exophtalmique.

Sciatique

Définition

Affection se traduisant par une douleur qui emprunte le trajet du nerf sciatique. Hormis le cas de la hernie discale qui doit être traitée chirurgicalement, les sciatiques sont rencontrées fréquemment au printemps et été.

Prévention

par le régime du printemps et de l'automne qui renforcera la musculature dorsolombaire

par les oligo-éléments : soufre et magnesium

Traitement

par les médicaments homéopathiques :
Bryonia alba 9 CH : sciatique rhumatismale avec amélioration par la pression forte
Caustium 9 CH sans amyotrophie
Plumbum metallicum avec axyotrophie.

Colocynthis 9 CH pour les douleurs crampoïdes.

par l'ostéopathie ou manipulations vertébrales.

par la thalasatherapie ou massages et rééducation en eau de mer.

par la chromatothérapie : la sciatique, appasentée à une tendinite ou une arthrite, bénéficiera de l'ino-radiation de toute la région malade par la couleur orange (prolongée) et bleue brève.

CONCLUSION

L'Esprit et son corollaire, la Spiritualité, viendront à bout de la Matière et du... Matérialisme (Di Sabatino).

De la symbolique de la pyramide à la chromothérapie, j'ai tenté d'exposer le cheminement de ma conception de l'homme entre Ciel et Terre, des applications thérapeutiques de la théorie des cinq éléments avec la préoccupation majeure de la prévention.

Les idées développées dans cet ouvrage n'ont pas la prétention de réfuter les acquisitions médicales du XXe siècle mais ont essayé de donner une image personnifiée de l'homme dans le contexte du macrocosme.

L'homme moderne à la conquête de l'espace et à la recherche des lois qui régissent les planètes et l'univers, réjoindra-t-il un jour les prophéties du taoïsme ?

De plus, les recherches officielles sur la génétique, l'immunologie, la chronobiologie et la photothérapie sembleraient poursuivre des démarches parallèles à celles de la médecin traditionnelle chinoise pour répondre aux interrogations sur l'essence de l'homme :

— D'où vient-il ?

— Quelles sont ses particularités génétiques ?

— Quelles influences subit-il du milieu environnant, météorologique et cosmique ?

— Comment développer ses systèmes de défenses pour parvenir à réaliser une véritable et efficace médecine de prévention ?

— Comment connaître et utiliser les propriétés thérapeutiques de la lumière, source de vie ?

Au terme de cet ouvrage, je voudrais transmettre ma conviction qu'à travers ses cinq volets :

- la théorie des cinq éléments ;
- le thème uranologique chinois ;
- l'étude des cycles ;
- la diététique des saisons ;
- l'utilisation des couleurs à visée thérapeutiques

il existe un fil conducteur : la logique du cosmos dont le respect des lois garantit l'énergie vitale.

Dans un monde stressé et aveugle, où l'ordinateur et les médias deviennent la nouvelle religion, il est grand temps de se ressourcer à l'esprit de la tradition chinoise pour notre épanouissement physique et spirituel.

Mes pensées au moment de conclure vont droit à la mémoire de Jacques-André Lavier, mon Maître, dont l'enseignement de la philosophie taoïste représente un précieux héritage.

Docteur Roland Di Sabatino

Lexique

Anabolisme : Facultés physiologiques de transformation des aliments dans un sens constructif : par exemple, en apportant du glycogène aux muscles, le foie a un pouvoir anabolique.

Anergie : Absence de défenses immunitaires.

Année sidérale : Sa durée est de 366 jours. Dans une année, le soleil passe 365 fois au méridien d'un lieu donné, alors qu'une étoile, prise pour référence d'observation quotidienne, passe 366 fois. Cette différence d'un jour entre l'année sidérale et l'année solaire est due au déplacement de la terre autour du soleil.

Arthrite : Rhumatisme inflammatoire avec atteinte des muscles et des ligaments : c'est une affection généralement spécifique des jeunes personnes mais dans le chapitre consacré à la pile, j'ai montré que les personnes âgées, nées de couleur bleue, pouvaient être sujettes à l'arthrite de la colonne dorso-lombaire ou à la sciatique. L'arthrite se manifeste par des douleurs diurnes, apparaissant au mouvement et calmées par le froid.

Arthrose : Indique une dégénérescence du cartilage ;

les douleurs surviennent la nuit, au repos, et sont traitées par la chaleur.

Astrolabe : Appareil de mesure des paramètres astronomiques, connu bien avant l'Antiquité dans la navigation sous le nom de sextant.

Catabolisme : A l'inverse de l'anabolisme, le catabolisme désigne des facultés physiologiques de destruction : par exemple le rein a un pouvoir catabolique par ses facultés d'élimination.

Cinq éléments : constituent les bases du taoïsme : Bois, Feu, Terre, Métal et Eau.

Collaénose : Variété d'affection rhumatismale se traduisant par une fibrose et une sclérose du tissu conjonctif de l'articulation.
Les rhumatismes déformants en constituent un spécimen. Dans l'état actuel de la médecine, cette pathologie s'inscrit dans le cadre des maladies auto-immunes.

Croix taoïste : Symbole utilisé par les Chinois pour exprimer les relations de temps et d'espace.
L'axe vertical indique les points cardinaux sud et nord, en concordance avec le maximum d'énergie au Sud et le minimum au Nord.
L'axe horizontal est l'axe de la croissance et de la décroissance en concordance avec les points cardinaux Est et Ouest.

Chromatothérapie : Traitement par les rayonnements colorés du spectre visible comprenant le violet, bleu, indigo, vert, jaune, orange et rouge.
L'appareil de chromatothérapie est constitué d'une lampe halogène et de fibres optiques à l'extrémité desquelles sont placés des filtres colorés.
Dans la thérapeutique, la chromatothérapie ouvre une nouvelle ère à la Médecine.

Chronobiologie : Etude des rythmes biologiques. C'est une science en pleine évolution qui pourra permettre de découvrir les lois cosmiques qui régissent la physiologie humaine.

Diathèse : Entité indiquant à la naissance le terrain de prédisposition à certaines pathologies.

Ephémérides : C'est un livre qui rapporte d'une manière précise toutes les données chiffrées des phénomènes astronomiques, permettant en particulier la détermination du thème uranologique chinois.

Etoiles de Yao : L'Empereur Yao détermina l'existence de quatre étoiles en rapport analogique avec l'intellect de l'Homme :
- l'étoile Régulus avec la Mémoire
- l'étoile Antarès avec la Lucidité
- l'étoile Iota du Verseau avec l'automatisme
- la constellation des Pléiades avec l'onirisme ou la créativité imaginative.

Endocrine : Se dit des fonctions de fabrication et de stockage de certaines substances chimiques qui sont libérées dans le milieu intérieur de l'organisme ; par exemple le pancréas remplit deux fonctions :
— une fonction endocrine, la synthèse de l'insuline, régulatrice du métabolisme glucidique ;
— une fonction exocrine avec libération dans l'intestin, milieu extérieur, de ferments digestifs appelés enzymes pancréatiques.

Equinoxes : Indiquent le premier jour du printemps (21 mars) et de l'automne (21 septembre) avec égalité du jour et de la nuit.

Epistaxis : Saignement par le nez.
Hématémèse : Saignement par l'estomac.
Hémoptysie : Saignement par les bronches.

Iatrogène : Vient du grec : générer à l'intérieur. Se dit des troubles induits par les effets secondaires de certains médicaments.
S'ils sont importants, ils créent une maladie nouvelle, dite iatrogène.

Idéogènes : Idées fondamentales au pouvoir organisateur provenant du ciel sidéral.

Immunité : Ensemble des moyens dont dispose l'organisme pour assurer ses défenses, dont les agents sont les globules blancs et les lymphocytes.
Son étude est d'une actualité brûlante dans la recherche médicale.

Lipothymie : Malaise avec chute de la tension artérielle.

Luminaires : Désignent les astres : le Soleil et la Lune.

Méridien : C'est le grand cercle reliant les Pôles à l'équateur passant par un lieu considéré.

Morbidité : Entité indiquant la vulnérabilité et la déficience physique et psychique.
La connaissance de la Morbidité préanniversaire peut sauver des vies humaines.

Mycoses : Affection due à des micro-organismes appelés champignons.

Nei-Tching-Sou-Wen : Ouvrage « biblique » de la philosophie taoïste attribué à l'Empereur Hoang-Ti (2500 avant Jésus-Christ) traduit du chinois par le Professeur Jacques André Lavier : « Questions élémentaires de Physiopathologie ».

Œdème de Quincke : Allergie se manifestant par un urticaire géant avec œdème généralisé et lipothymie.

Papillovirus : Variété de virus responsables de verrues et de certains cancers du col de l'utérus.

Pile : Image énergétique du corps humain à double polarité, plus et moins, antérieure et postérieure, et complémentaire.
Le choix thérapeutique des rayonnements colorés repose sur cette notion et fera appel à la connaissance des cinq types humains avec leur couleur spécifique à la naissance.

Soma : Indique le corps humain.
Tch'I : Mot chinois dont la traduction peut signifier aussi bien l'énergie primitive que l'énergie vitale.

Yi-King : Fait partie des grands ouvrages inscrits dans le patrimoine culturel de la Chine ancienne : c'est le livre des Transformations, des Mutations.

Bibliographie

Docteur Christian Agrapart — *La Chromatothérapie et ses applications*
Editions Interligne. 77310 Boissire-le-Roi

J.W. Gœthe — *Traité des couleurs*
Editions du Centre Triades. 4 rue de la Grande-Chaumière, 75006 Paris

Jacques-André Lavier — *l'Acupuncture Chinoise*
Claude Tchou Editeur

• *Bioénergétique Chinoise*
Maloine S.A. Editeur, 27 rue de l'école-de-Médecine, 75006 Paris

• *Uranologie Chinoise*
Maloine S.A. Editeur, 27 rue de l'école-de-Médecine, 75006 Paris

• *Médecine Chinoise, Médecine Totale,*
Editions Grasset

Ces couleurs qui nous guérissent

- *Nei Tching Sou Wen*

Editeur Pardès, 9 rue Jules-Dumesnil 45390 Puiseaux

Les planches concernant le taoïsme sont inspirées des cours de J.A. Lavier.

Achevé d'imprimer en mars 1996
sur les presses de Cox & Wyman Ltd
(Angleterre)

POCKET – 12, avenue d'Italie, 75627 Paris cedex 13
Tél. 44.16.05.00

— N° d'imp. 722. —
Dépôt légal : mars 1991.
Imprimé en Angleterre